Mariann Kjellrup

Bewußt mit dem Körper leben

Mariann Kjellrup

Bewußt mit dem Körper leben

Spannungsausgleich durch Eutonie

8. Auflage

Ratgeber Ehrenwirth

Die Deutsche Bibliothek – CIP-Einheitsaufnahme

Kjellrup, Mariann:
Bewusst mit dem Körper leben: Spannungsausgleich durch
Eutonie / Mariann Kjellrup. – 8. Aufl. – München :
Ehrenwirth, 1995
(Ratgeber Ehrenwirth)
ISBN 3-431-02145-X

ISBN 3-431-02145-X

Redaktion: Anneliese Starke
Marginalienzeichnungen: Angela Töns, Fürstenfeldbruck
Einband: Rainald Schwarz, München
Druck: Friedrich Pustet, Regensburg
Printed in Germany 1995e

Inhalt

Meinen verständnisvollen Eltern gewidmet.

Ärztliches Vorwort

Im Jahre 1972 habe ich an der Universitäts-Nervenklinik München erlebt, wie Mariann Kjellrup mit Patienten arbeitet. In der kleinen Gruppe, in einem behelfsmäßigen Raum, überdröhnt vom Lärm der Baumaschinen, waren mir zwei Personen besonders aufgefallen: Ein junger Kameramann mit der Diagnose »Ulcis duodeni« und ein etwa 60-jähriger pensionierter Offizier, der nach dem Tode seiner Gattin in eine tiefe Depression mit Selbstmordgefährdung geraten war. Die Veränderung im Gesichtsausdruck dieser beiden Menschen nach 20 Minuten Eutonie haben in mir das sichere Gefühl geweckt, daß Eutonie ein wichtiger Zugang zur Wahrnehmung der eigenen Persönlichkeit sei.

Viel später ist es mir gelungen, mit Frau Gerda Alexander, der Begründerin des Eutonie-Prinzips, zu reden und zu erkennen, welche grundlegende Leistung in der westlichen medizinischen Wissenschaft ihr pädagogischer Beitrag zur Selbstfindung bedeutet.

Inzwischen haben im Rehabilitationszentrum Hochegg tausende Patienten durch Entspannungstraining, das leider nur die Grundidee der Eutonie vermitteln kann, sich selbst wahrzunehmen gelernt. Menschen, die mit Risikofaktoren der Herz- und Kreislaufleiden und mit den psychosomatischen Störungen unspezifischer Lungenerkrankungen in unser Rehabilitationszentrum gekommen sind. Beinahe alle sind erschöpft (das heißt ausgeschöpft) und außer sich durch die verschiedenartigen Erwartungen anderer Personen, Institutionen und Ideologien. Sie fühlen nach langen Jahren sich selbst – wie ihre Muskeln und Gelenke ihnen mitteilen, wie es Ihnen geht, wenn sie sich »zusammennehmen müssen«, und sie entdecken, was es bedeutet, »ausgelassen« oder »gut aufgelegt« zu sein. Sie können auf einmal »begreifen«, daß der Arm arm ist, wenn er alle Bewegungen mit Muskelkraft und Energie selbst machen muß. Und sie fühlen, welch harmonische Beziehungen zwischen Muskeln und Gelenken, zwischen Oberflächen- und Muskelsensibilität, zwischen Raumgefühl und Schwerkraft spürbar werden, wenn sie Bewegungen geschehen lassen.

Seitdem Ornstein, Spradlin, Eccles und andere darauf hingewiesen haben, daß in unserer rechten Hirnhälfte mehr das Gefühl und in der linken Hirnhälfte der Verstand mit seiner Verbindung zum Bewußtsein vorherrscht, hat die Eutonie einen breiten theoretischen Hintergrund gewonnen. Die ständige Verbindung zwischen der Wahrnehmung der Tiefensensibilität, des Raumgefühls und der Beziehungen zwischen dem eigenen Körper und der Umwelt führt zu einer Belebung der oft gestörten Verbindung zwischen Gefühlen und Denken. Für das breite Feld psychosomatischer Erkrankungen ist durch die Eutoniepädagogik ein natürlicher somato-psychischer Zugang erschlossen. Und jeder kann mit eigener Hilfe sich selbst, seinen Mitmenschen und die Welt besser verstehen und diesem Verständnis entsprechend ausgeglichener leben.

Gerda Alexander hat vor vielen Jahrzehnten mit ihren eigenen Händen begriffen, was die moderne Hirnforschung mit Hilfe von Elektronenmikroskop und Mikroelektroden erforscht, gemessen und bewiesen hat. In diesem Buch berichtet Mariann Kjellrup über die Arbeit und Erfahrung mit ihren Schülern. Ich hoffe, es trägt dazu bei, eine grundlegende Tatsache deutlicher erkennbar zu machen, die uns erst die moderne Informationstheorie definiert hat: Spradlin und Porterfield haben darauf hingewiesen, daß jede Theorie ein Lernprogramm zur Erweiterung jener Daten darstellt, die wir aus unserem bisherigen Leben gespeichert haben. Die Abstimmung unserer Gefühle mit unserem Verstand ist eine Bildungsaufgabe, die uns zu uns selbst führt und uns den anderen besser verstehen läßt.

Das Lernen ist, informationstheoretisch ausgedrückt, von der Programmierungsfähigkeit des Betroffenen abhängig: wenn sein Erregungszustand außerhalb der Bandbreite wirksamen Lernens liegt (z. B. in der Aufregung oder in Teilnahmslosigkeit), dann wird eine Intervention notwendig sein, um die optimale Verbindung zwischen Gefühl und Verstand für das Lernen wieder verfügbar machen. Wenn aber Gesundheitsbildung ein Lernprogramm ist, dann ist Pädagogik der richtige Weg. Wenn der Erregungszustand der Lernfähigkeit in der Bandbreite zwischen Überspannung und Erschlaffung des Organismus liegt, dann ist Eutonie eine Voraussetzung dafür, daß unser Selbstbewußtsein inmitten aller Informationen aus unserem Inneren und aus der Umwelt die richtige Balance bewahren kann.

Dr. Ernst Heftner
Leiter der Arbeitsgruppe
»Gesundheitsbildung und Gestaltungstherapie« am Rehabilitationszentrum Hochegg
A – 2840 Grimmenstein

Vorbemerkung

Dieses Buch habe ich geschrieben, weil mich meine Schüler immer wieder um schriftliche Übungsanleitungen gebeten haben. Ich möchte damit folgendes erreichen:
Zunächst soll damit die neue psychophysische Methode der Eutonie bekannt werden, zum anderen möchte ich all jenen, die bei einem Eutoniepädagogen lernen und gelernt haben, Anregungen und Gedächtnisstütze zum täglichen Leben geben.
Die Grundlage der Eutoniepraxis sollte indes immer mit Hilfe eines ausgebildeten Lehrers erworben werden. Die Gefahr, daß Übungen mechanisch oder falsch verstanden und ausgeführt werden, ist für jeden Anfänger groß: Die spezielle Wirkung, die bei jeder Übung erzielt werden soll, bleibt dann aus, ja es kann sogar zu negativen Auswirkungen kommen.
In diesem Buch sind nur einige Übungsbeispiele beschrieben, die einen kleinen Ausschnitt der Möglichkeiten aufzeigen, die es in der Eutonie gibt.
Die theoretischen Voraussetzungen zu diesem Übungsbuch findet jeder, der sich für diese neue Methode, mit seinem Körper in Eintracht zu leben, interessiert, in dem Buch »Eutonie – ein Weg der körperlichen Selbsterfahrung« von Gerda Alexander. Sie hat die Eutonie in jahrzehntelanger Arbeit entwikkelt.
Ich bedanke mich bei allen, die mich so wertvoll unterstützt und ermutigt haben und ohne die ich dieses Buch nicht hätte schreiben können, wobei mein besonderer Dank Ursel Wittmann und Ute Andresen gilt, die mir bei der deutschen Formulierung halfen.

Mariann Kjellrup

Was ist Eutonie?

Das Wort Eutonie ist aus dem Griechischen abgeleitet: eu = wohl, recht, harmonisch, und tonus = Spannung. Es bezeichnet den Zustand größtmöglicher Ausgeglichenheit, den ein Mensch erreichen kann und in dem er mit sich und seiner Umwelt leben sollte.

Eine neue psychophysische Methode

Der Begriff Eutonie wurde 1957 von Gerda Alexander für ihre Methode der Selbstfindung über den Körper geprägt, eine psychophysische Methode, die ganz aus den Gegebenheiten unseres westlichen Kulturraums heraus entstanden ist. Gerda Alexander entwickelte sie in jahrzehntelanger Arbeit mit Schülern aller Alters- und Berufsgruppen, mit gesunden, mit kranken und mit behinderten Menschen. Ihre Ausgangsbasis war zunächst die Rhythmikerziehung nach Jacques Dalcroze. Bei dieser Arbeit mit ihren Schülern erfuhr sie, wie notwendig es ist, daß jeder Mensch seinen *eigenen* Rhythmus findet, um sich organisch richtig bewegen zu können (mit oder ohne Musik). Dazu müssen alle Verspannungen und Blockaden gelöst werden, die einen Menschen hindern, seinen Körper richtig zu gebrauchen.

Bewußte Bewegung statt mechanischer Bewegung

Jede Bewegung, die ein Mensch ausführt, kann aufbauend (regenerierend) oder abbauend (degenerierend) wirken, eu-tonisch oder dys-tonisch. Der Tonus, dieses äußerst subtile und differenzierte Spannungsgefüge der Gesamtmuskulatur, das sich bis in die feinsten Gefäße erstreckt, wird sowohl von der physischen Motorik als auch von der Psyche her beeinflußt. Rein mechanisch ausgeführte Bewegungen (z. B. Maschinenschreiben) rufen auf die Dauer meist Blockaden und Verspannungen hervor. Bewegungsabläufe, die wir bewußt ausführen, können jedoch nicht mechanisch werden.

»Kopflos werden«

Das kann jeder an sich beobachten. Prüfen Sie einmal: wie verhalten Sie sich in einer Streßsituation? Ziehen Sie Ihre Schultern hoch? Beißen Sie Ihre Zähne zusammen? Spannen Sie Ihre Muskeln an? Solches Verhalten zeigt an: Sie blocken ab, schirmen sich ab und verschließen sich vor dem, was von Ihnen gefordert wird. Ihr Kopf wird dadurch weniger durchblutet und Ihre Fähigkeit, klar zu denken, eingeschränkt. Sie werden »kopflos«, wie es im Volksmund heißt. Sie blockieren die Energie, die Sie haben könnten, um diese Situation zu bewältigen. Haben Sie dagegen die Fähigkeit entwickelt, solche Haltungen abzubauen oder gar nicht erst aufkommen zu lassen, werden Sie auch in der Lage sein, Problemsituationen offener und gelöster zu begegnen.

Wir und die Mitwelt

Wir wissen heute, daß unsere körperlichen, seelischen und geistigen Vorgänge miteinander in Wechselbeziehung stehen. Die Reaktionen unseres Körpers können uns, wenn wir sie recht verstehen, auch etwas über unsere seelische Verfassung sagen. Wenn wir lernen, uns selbst das richtige Maß an liebevoller Zuwendung zuteil werden zu lassen – ohne egozentrisch zu werden –, d. h. wenn wir uns besser kennen und akzeptieren können, haben wir auch eine bessere Voraussetzung, unseren Mitmenschen zu begegnen, werden wir anders geben und nehmen können und lernen, unseren »Nächsten zu lieben wie uns selbst«.

»Schlechte« Gewohnheiten abbauen

Sind Sie verspannt und in sich verkrampft, so sind Sie auch in Ihrer leibseelischen Entwicklung behindert. Die bewußtseinserweiternde Einstellung, die durch die Übungen der Eutonie gewonnen werden soll, hilft Ihnen, eine bessere Beziehung zu sich selbst und Ihrer Umwelt zu bekommen. Sie soll Ihnen auch helfen, Gewohnheiten, die hemmen und blockieren, abzulegen, d. h. diese »schlechten« Gewohnheiten mit Hilfe geeigneter Übungen in Handlungen und Bewegungen umzuwandeln, die für Sie aufbauend (regenerierend) sind. Sie müssen natürlich dabei bedenken, daß Gewohnheiten, die sich in frühester Kindheit geprägt haben, nicht leicht abzubauen sind. Denken Sie an Ihre Gewohnheit, wie man sitzt oder auf eine Enttäuschung reagiert. Selbst später erworbene Gewohnheiten sind nicht im Handumdrehen zu ändern. Es ist deshalb wichtig, zuerst zu erkennen, was man falsch macht, um dann zu lernen, diese Verhaltensmuster zu korrigieren. Zu dieser Arbeit an sich selbst gehört auch der Wille, die Ursachen solcher Schwierigkeiten zu erkennen. Erst nach dieser Bewußtwerdung kann eine Veränderung vorgenommen werden.

Körperbewußtsein

Körperbewußtsein – das heißt nicht nur wissen, wie man mit seinem Körper umgeht, sondern auch, wie man mit seinen Gefühlen und Gedanken lebt. Ein körperbewußter Mensch wird sich immer weniger mechanisch und verspannt bewegen. Zum Beispiel schon morgens beim Aufstehen: Er wird sich strecken und dabei beobachten, wie er mehr und mehr zu sich kommt, leichter wird. Das schafft eine ganz neue Voraussetzung, den Tag zu beginnen.

»Präsent sein«

Wie kann man sich seiner verborgenen Kräfte bewußt werden? Ein Ziel der Eutonie ist, »präsent« zu werden. Präsent sein bedeutet, eine klare, objektive Umweltwahrnehmung zu haben und gleichzeitig die Lebensprozesse des eigenen Körpers wie Tonus, Zirkulation, Atmung zu spüren. Dies erfordert eine neutrale (angstfreie) Distanz, um die eigenen Reaktionen wach und vorurteilsfrei beobachten zu können. Das allein zeigt schon, daß es sich bei der Eutonie nicht wie bei anderen Methoden um Suggestion oder meditative Versenkung handelt. Man verbleibt in ruhiger Aufmerksamkeit, bis ein ausgeglichener Zustand erreicht ist. Ziel aller Übungen ist nicht, dies oder jenes zu »können«, sondern »Präsenz« zu erreichen und fä-

hig zu werden, die Umwelt zu erleben und das, was in einem selbst vor sich geht.
Eutoniepädagogen lassen in der Regel zunächst ihre Schüler den eigenen Körper zeichnen oder modellieren, um sie das vorhandene Körperbewußtsein und die eigene Sensibilität erfahren zu lassen. Dabei stellt sich häufig heraus, daß die wenigsten ein Körperbild von sich haben. Während der Ausbildung werden diese Körperzeichnungen oder Modellagen immer wiederholt, um die Entwicklung des Körperbildes zu verfolgen.

Die eigenen Bedürfnisse beachten

Eine Grundregel der Eutoniepädagogik ist es, die Selbständigkeit der Schüler zu fördern. Dies gilt für das Arbeiten in Gruppenstunden wie für Einzelstunden oder für das häusliche Üben. In den Stunden wird nur so wenig wie möglich gezeigt oder direkt korrigiert. Der Schüler muß an sich selbst erfahren, was für ihn im Augenblick wichtig ist, was mit ihm, in ihm geschieht. Er muß die Wirkung dessen, was er tut, einschätzen lernen. Der Schüler darf die Übungen nicht nachahmen oder sie ungeprüft übernehmen, sondern er muß selbst ausprobieren und erleben, wie er sein Körperbild formen kann. Nur so wird er fähig, den Ausdruck zu finden, der für ihn gültig ist, und seine Bewegungen so zu gestalten, daß sie seinen eigenen Bedürfnissen entsprechen. Die Möglichkeiten, sich frei und harmonisch zu bewegen, können nur von jedem einzelnen selbst erfahren werden. Daher sind auch Pausen zwischen den Übungsabläufen von großer Bedeutung. Der Schüler gibt sich dabei Zeit, nachzuempfinden, was er erlebt hat und wie seine Reaktion darauf ist. Viele lernen dabei, daß es gar nicht so einfach ist, sich diese Pausen zu gönnen.

Das eutonische Bewegungsprinzip im Alltag

Wie werden wir fähig, die eutonische Praxis in unseren gesamten Bewegungsalltag umzusetzen? Es ist immer verlockend, neue aufwendige Übungen auszuführen.

Man glaubt dann, daß man sehr viel für sich getan hat. Dies stimmt aber nicht, vielmehr ist die Wirkung einer minimalen Bewegung, die langsam und bewußt ausgeführt wird, viel tiefgreifender. Wenn dabei unser Bewegungsempfinden differenzierter wird, gewinnen wir eine ganz andere Voraussetzung, Bewegungen schnell oder langsam zu gestalten, ohne uns dabei zu verspannen. Das wird auch dazu führen, daß wir tagsüber öfter beobachten und spüren, wie wir uns bewegen oder halten. Dadurch wieder kommen wir leichter zu organischen Bewegungsabläufen und können uns besser korrigieren. Egal, was wir tun: arbeiten, tanzen, lieben, was auch immer – bei allem können wir eutonische Bewegungsprinzipien einsetzen. Wir werden dabei erfahren, daß sich unser Tun verändert, bereichert wird oder bereichernd wirkt.

Keine Übung, keine Situation, keine Stunde kann in derselben Form wiederholt werden, wenn wir mit unserer vollen Aufmerksamkeit bei unserem Tun »präsent« sind – so wie auch ein Künstler nie exakt das gleiche Werk schaffen kann.

Einzelne Personen und Gruppen haben besondere Bedürfnisse, die berücksichtigt werden müssen. Zwar geht es stets um dieselben Prinzipien, aber sie werden immer wieder den Bedürfnissen entsprechend auf andere Weise variiert werden müssen.

Für jedermann erlernbar

Lernen ist nicht vom Alter abhängig. Lernen entsteht aus dem Bedürfnis, neue Erfahrungen zu bekommen, neue Erkenntnisse zu gewinnen, die eigenen Entwicklungsmöglichkeiten zu erweitern. Die eutonischen Prinzipien sind für jedermann erlernbar, der Interesse daran hat, bewußt mit sich umzugehen. Mancher mag Eutonie lernen, weil er Beschwerden hat, die er überwinden möchte. Aber auch wer beschwerdenfrei ist, sollte etwas für sich tun, um diesen Zustand mit zunehmendem Alter zu erhalten. Denn auch um gesund zu *bleiben,* ist es wichtig, sich zu beobachten und zu lernen, wie man mit sich umgeht. Wir entscheiden stets selbst, wie gesund oder vital wir werden oder bleiben möchten, um unsere schöpferischen Kräfte erkennen und entfalten zu können.

Was man zum Üben braucht

Regelmäßig üben

Wie ein Mensch mit sich umgeht, zeigt seine Einstellung zu sich selbst. Schlechte Gewohnheiten sind nicht nur vom Intellekt her zu ändern, man muß sich allmählich in die Zusammenhänge des eigenen Körpers einfühlen. Nur durch ein ausgeprägtes Körperbewußtsein können mechanische Bewegungen zu organischen werden. Das Bewegungsverhalten sollte immer wieder neu überprüft und wahrgenommen werden, damit gerade die unbewußten Bewegungsabläufe bewußt in körperrichtige Bewegungen übergeführt werden. Denken Sie öfter am Tag daran, wie Sie sitzen, gehen, stehen!

Wie lange üben?

Wollen Sie wirklich eine Veränderung erreichen, so sollten Sie regelmäßig üben, etwa eine halbe Stunde täglich; aber auch eine Viertelstunde täglich ist besser als gar nichts. Kurzes regelmäßiges Üben gibt Ihnen mehr, als ein- oder zweimal wöchentlich 2 volle Stunden zu üben. Gönnen Sie sich diese halbe (oder Viertel-) Stunde täglich! Sehr bald werden Sie eine Reaktion darauf in sich spüren.

Zu welcher Zeit üben?

Die Frage, zu welcher Zeit man am besten übt, muß sich jeder selbst beantworten, weil jeder Mensch seinen eigenen Rhythmus hat. Auch ist der Tagesablauf bei jedem anders. Suchen Sie selbst die Zeit, die für Sie am günstigsten ist, am Morgen, zu Mittag, nach Feierabend oder auch vor dem Schlafengehen – wobei Sie am Abend freilich darauf achten müssen, ob manche Übungen Sie nicht zu sehr anregen. Vielleicht ist auch die Morgen- oder Abenddämmerung für Sie die günstigste Zeit zum Üben.
Aber wann immer Sie üben: Die Hauptsache ist, Sie üben regelmäßig und die Übungen werden Ihnen zur Gewohnheit, ja, zum Bedürfnis, so daß Sie eines Tages eutonisch leben.

Was brauchen Sie dafür? Das Wichtigste haben wir bereits festgestellt: Zeit.

Wo üben?

Wo ist der günstigste Platz? Auf dem Fußboden sollte so viel Platz sein, daß Sie eine Decke ausbreiten können. Sie sollten ausgestreckt liegen und die Arme seitlich und nach oben ausstrecken können. Zunächst mag es wichtig sein, einen ruhigen Platz zum Üben zu haben, an dem man nicht durch die Familie, Freunde oder Erinnerungen an die Arbeit gestört wird. In einer Umwelt, deren Ansprüche als übermächtig erlebt werden, kann man kaum üben. Wenn man erst seiner selbst bewußt und sicher geworden ist oder sich der Überwältigung entziehen kann, braucht man wahrscheinlich keinen äußerlich abgeschirmten Raum mehr zum Üben.

Es könnte sein, daß Sie anfangs ein kleines flaches Kissen unter dem Nacken brauchen, damit Ihr Kopf in Verlängerung Ihrer Wirbelsäule bleiben kann. Wenn die Verspannungen im Nacken und in der Schulter gelöst sind, haben Sie das Kissen wahrscheinlich nicht mehr nötig.

Welche Bekleidung?

Welche Kleidung ist am günstigsten? Auf keinen Fall sollten Sie in engen Jeans oder anderer einengender Kleidung üben. Ziehen Sie sich so an, daß die Blutzirkulation und die Bewegung nicht gehemmt werden. Auch sollte die Bekleidung nicht aus synthetischem Material sein, weil es die Hautatmung behindert. Die Übungen werden meistens langsam ausgeführt, darum sollten Sie nicht zu dünn angezogen sein. Stoffwechsel und Energieverbrauch werden durch erhöhte Konzentration eher gesteigert, so daß Sie frieren könnten. Eutonische Übungen erwärmen kaum wie die herkömmliche Gymnastik.

Hilfsmittel zum Üben

Für manche Konzentrations- und Durchströmungsübungen werden Sie Hilfsmittel benötigen. Hierzu

eignen sich besonders Materialien mit organisch durchlässiger Struktur. Sie brauchen:
2 Tennisbälle oder Holzkugeln in Tennisballgröße,
2 Bambusstäbe, 60 cm lang, mit einem Durchmesser von je ca. 1,5 cm,
2 Bambusstäbe von je 4,5 cm Durchmesser, aber nur 30 cm lang,
kleine Holzkugeln.
Im Herbst sollten Sie Kastanien sammeln und in einen Stoffschlauch von ca. 60 cm Länge und 4 cm Durchmesser füllen, besser noch sind 2 solche Schläuche.

Das sind die wichtigsten Hilfsmittel. Es gibt noch viele Gegenstände, die für eutonische Übungen verwendet werden können. Für den Anfang des täglichen Übens reichen diese Hilfsmittel aber völlig aus.

Immer rechts beginnen!

Und noch etwas: Gewöhnen Sie sich daran, alle Bewegungsübungen stets mit der *rechten* Seite, dem rechten Bein, dem rechten Arm, zu beginnen. Die linke, die Herzseite, folgt danach!

Konzentrations- und Bewußtseinsübungen

Was ist Konzentration?

Konzentration bedeutet Aufmerksamkeit – vollkommene Hinwendung auf einen Inhalt, einen Gegenstand, eine Person, eine Aufgabe, einen Vorgang außerhalb oder innerhalb unseres Selbst.

In Konzentration vertiefen wir uns in den Gegenstand unserer Aufmerksamkeit. Dadurch gelingt es, ihn als Ganzes und in allen Einzelheiten wahrzunehmen, sich seiner selbst bewußt zu werden und, wenn nötig, sinnvoll zu antworten oder zu handeln.

Leider wird die Bedeutung des Begriffs Konzentration in der zivilisierten Welt oft mißverstanden, was zu Fehlhaltungen und falschen Reaktionen führt: Geballte Willensanstrengung und erzwungene Anspannung sind die unfruchtbarsten Voraussetzungen für intensives Erleben und Erfassen; sie blockieren vielmehr Wahrnehmungsvermögen und Aktionsfähigkeit, anstatt sie zu steigern. Echte Konzentration kann nur aus Sammlung und innerer Stille, und wirkliche Kraft nur aus Ausgeglichenheit erwachsen.

Die Voraussetzungen für volle Konzentration sind also nicht leicht, zumal uns das innere Stillwerden oft erst gerade durch Konzentration gelingt. Wir müssen sozusagen in eine Kreisbewegung einschwingen. Gelingt das, wird sich unsere Erlebnisfähigkeit steigern und vertiefen. Damit dies gelingt, sollten Sie sich immer wieder auf folgendes einstellen: Versuchen Sie jeden Augenblick im Jetzt zu sein. Ruhen Sie entspannt in sich, um Ihre Aufnahmefähigkeit voll auszufächern und Ihre Kräfte in Einklang mit sich und der Umwelt zu bringen. Achten Sie darauf, daß Sie einem Erlebnis nicht mit vorgefaßter Meinung begegnen, sondern lassen Sie sich anregen von dem, was Ihnen entgegenkommt.

Ziel ist, sich von störenden Bewußtseinsinhalten zu befreien und konzentriert bei einer Sache zu verweilen. Erst dann können Sie nämlich Ihre Sinnesorgane und Ihre geistige Aufmerksamkeit voll einsetzen. Aber Geduld, das lernt man nicht von heute auf morgen!

Zunächst werden Sie wahrscheinlich feststellen, daß Sie bisher ganz gedankenlos mit Ihrem eigenen Körper umgegangen sind. Ist er für Sie ein Teil Ihrer selbst oder nur etwas, das eben zu funktionieren hat wie Ihr Auto oder Ihr Staubsauger? Leben Sie mit ihm, in ihm? Oder muß er immer erst stören, z. B. mit Schmerzen, damit Sie ihn bemerken? Unser Körperbewußtsein ist oft nur auf schmerzhafte Erlebnisse beschränkt, und sogar positive Körpererlebnisse, etwa bei Sport und Spiel oder im Sexualleben, vermitteln uns nur Teilerfahrungen aus der Gesamtheit der Zusammenhänge. Hätten wir die Fähigkeit, unsere Leiblichkeit uneingeschränkt zu empfinden, würden wir mit dem unbezahlbaren Reichtum unseres Körpers nicht so unbedacht umgehen.

Die Übungen dieses Buches sollen helfen, die zerrissene Einheit von Leib und Seele in ihrer ursprünglichen Harmonie wiederzugewinnen.

Körperbewußtsein

Die Wahrnehmungsübungen der Eutonie erhöhen das Körperbewußtsein und stimulieren dadurch Durchblutung und Stoffwechsel. Es ist ein bekanntes Phänomen, daß die Zirkulation in dem Körperteil angeregt wird, auf den sich die Aufmerksamkeit richtet. Auch der Tonus (also die Spannung innerhalb des sehr differenzierten Muskelsystems unseres Körpers) hängt davon ab, worauf wir unsere Aufmerksamkeit lenken. Die Konzentration auf die Masse des Körpers beeinflußt den Tonus anders als die Konzentration auf den Körperinnenraum oder das Skelett. Für viele scheint es zunächst unmöglich, den eigenen Körperinnenraum zu fühlen oder das eigene Skelett als etwas Lebendiges und Elastisches zu erleben. Durch bewußtes Üben kann man es aber erlernen.

Die einfachste Übung

Die Berührung des Körpers mit einer Unterlage zu spüren, ist am einfachsten und in jeder Situation zu verwirklichen. Ob Sie im Bett liegen, auf dem Boden oder einem Stuhl sitzen: Vergegenwärtigen Sie sich, wo Sie die Unterlage berühren, wo Sie Ihre beiden Füße haben, ob Sie die Berührung des Bodens oder der Unterlage an allen Stellen gleich intensiv wahrnehmen. Verändern Sie nichts, beobachten Sie nur genau, welche Haltung Sie gerade jetzt einnehmen. Fühlen Sie weiter, wie die Beine die Unterlage berühren, hinauf bis zu den Knien, von den Knien bis zum Gesäß. Gehen Sie weiter zu den Lendenwirbeln, dann den ganzen Rücken hinauf. Erspüren Sie seine Länge und Breite. Achten Sie auf die Auflage der Hände, der Arme; prüfen Sie Hals und Kopf und ihren Zusammenhang mit der tragenden Fläche.

Wahrnehmende Berührung

Legen Sie sich auf den Rücken auf eine nicht zu weiche Unterlage. Fühlen Sie langsam – anfangend bei den Fersen, bis zum Bereich des Hinterkopfes – Ihren Körper durch. Erkunden Sie, was Sie spüren! Fühlen Sie möglichst intensiv Stück für Stück die Berührung mit der sicheren festen Bodenfläche. Sie werden feststellen, daß manche Teile den Boden fest berühren, andere weniger fest oder gar nicht. Beobachten Sie auch den Abstand Ihrer Arme und Beine vom Körper.

Natürlich können Sie diese Übung auch auf dem Bauch liegend, auf der Seite ruhend, sitzend oder im Stehen ausführen. Immer sind Sie mit etwas in Berührung. Stehen Sie, berühren Sie den Boden. Ihre Haut berührt Ihre Kleidung oder die Luft. Im Freien spüren Sie die verschiedenen Stärken des Windes, milde warme und weiche oder rauhe Luft, Kälte oder Regen. Ob und wie die Haut die Berührung mit der Umgebung empfindet, ist äußerst wichtig. Die Haut ist leichter zu beeinflussen als andere Körperorgane, und

Tanz ist Ausdruck der Freiheit.

20

Donnerstag

Januar

die Berührung der Haut ist für die Spannungsregulierung innerhalb des Körpers von viel größerer Bedeutung, als allgemein angenommen wird. Mehr über die Bedeutung der Haut in physischer wie psychischer Hinsicht ist in dem Buch »Körperkontakt« von A. Montagy (Klett, Stuttgart) nachzulesen.

Berührung in Bewegung

Noch intensiver erfahren Sie die Körperberührung, wenn Sie Ihre Lage verändern. Durch geringfügige Bewegungen können Sie die Berührung mit Ihrer Umwelt flexibel und in vielen Variationen erleben: Sie liegen wieder auf dem Rücken, haben die Beine ausgestreckt und machen sich die Berührung mit der festen Unterlage bewußt. Dann drehen Sie den rechten Fuß sehr langsam, so daß die große Zehe zuerst gerade zur Decke zeigt, dann weiter in Richtung des anderen Beines. Machen Sie diese minimale Bewegung so langsam wie nur irgend möglich, um bewußt jede kleinste Veränderung in der Bewegung miterleben zu können. Mit derselben Aufmerksamkeit folgen Sie der Bewegung des Fußes nach außen, bis die kleine Zehe den Boden beinahe berührt. Das Bein sollte dabei die Berührung mit dem Boden nicht verlieren. Wenn es Ihnen gelingt, sich zu konzentrieren, werden Sie sicher erstaunt sein, was sich alles spüren läßt. Machen Sie diese Übung erst drei- bis viermal mit dem rechten Bein, aber sehr, sehr langsam. Dann vergleichen Sie Ihre beiden Beine. Haben Sie intensiv gearbeitet, werden Sie einen Unterschied zwischen beiden Beinen spüren. Dann wiederholen Sie die Übung mit dem linken Bein, und vergleichen Sie wieder. Natürlich können Sie diese Bewegung auch mit beiden Beinen gleichzeitig ausführen. Dieselbe Übung können Sie auch mit den Armen oder mit dem ganzen Körper versuchen, z. B. wenn Sie auf dem Rücken liegen und langsam auf die Seite rollen.

Noch eine Variation für den Rücken: Sie liegen mit ausgestreckten Beinen auf dem Rücken. Lassen Sie das rechte Knie wie von einem unsichtbaren Faden

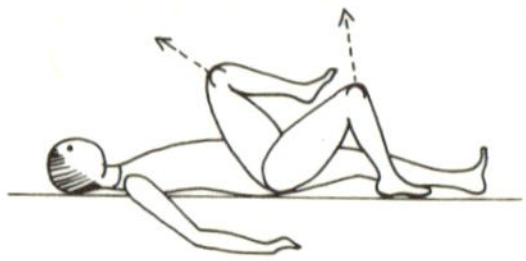

langsam hochziehen, bis die Fußsohle fest am Boden steht. Wichtig ist, das Bein nicht aktiv aufzustellen oder hochzuheben, sondern wie von der Kniescheibe heben zu lassen. Der Fuß bleibt immer in Berührung mit dem Boden. Genauso lassen Sie das linke Bein hochziehen. Beobachten Sie die Veränderungen im Rücken. Danach versuchen Sie, Ihre Knie allmählich zur Schulter hin zu ziehen. Achten Sie auf jede Nuance der Gewichtsverlagerung. Lassen Sie die Knie zwei Fingerbreit nach rechts sinken, dann nach links. Diese Übung dürfen Sie nur sehr langsam ausführen, damit Sie den einfachen Vorgang in allen Einzelheiten wahrnehmen können. Vielleicht ist es eine ganz neue Erfahrung für Sie, durch eine so minimale Bewegung so deutlich die Länge und Breite Ihres Rückens zu erleben.

Sie können diese Übung auf Bett, Boden, Stuhl, mit verschiedener Bekleidung usw. beliebig variieren, so wird sie weder langweilig noch mechanisch. Wenn Sie sich einmal mit diesen Berührungsübungen vertraut gemacht haben, wird es Ihnen immer leichter fallen, Ihren Körper mit der Haut als äußere Begrenzung wahrzunehmen.

Sie müssen dabei nicht immer bei den Füßen anfangen, Sie können genausogut beim Kreuzbein anfangen, bei den Händen oder von wo aus Sie gerade Lust haben. Fangen Sie nicht immer bei derselben Stelle an, sonst wird der Ablauf zu einem Gewohnheitsmuster. Finden Sie neue Ausgangspunkte! Wir geben uns viel zu leicht der Gewohnheit hin! Gerade während einer einfachen Übung wie bei diesem »Körperdurchdenken« haben Sie eine gute Möglichkeit, Flexibilität, also Anpassungs- und Umstellungsfähigkeit, zu lernen. Unser Leben konfrontiert uns ständig mit Wechsel und Veränderungen. Oft fällt es uns schwer, eine Situation richtig wahrzunehmen oder eine konstruktive Lösung zu finden, weil wir unserer Sicherheit oder Bequemlichkeit halber nur zu gern ein eingeengtes

Handlungsmuster beibehalten, statt neue Möglichkeiten zu entdecken und zu erproben.

Innenraumerfahrung

Erst nachdem Sie sich mit den bisher beschriebenen Übungen gründlich auseinandergesetzt haben, sollten Sie mit den Übungen zur Erfahrung des Körperinnenraumes beginnen.

Am einfachsten ist es, mit der Mundhöhle anzufangen, sie als hohlen Raum zu erspüren und von hier aus weiterzugehen. Spüren Sie weiter Ihren Halsinnenraum und den Raum zwischen Brustbein und Brustwirbeln, zwischen oberen und unteren Rippen, von Seite zu Seite, bis Sie Ihren gesamten Brustraum erfaßt haben. Fühlen Sie dann weiter den Übergang von den Schulterrundungen und den Achselhöhlen in die Arme, weiter den langen, schmalen »Hohlraum« der Oberarme, durch die Ellbogen, den Raum der Unterarme bis zu den Handgelenken, den flachen, breiten Raum zwischen Handfläche und Handrücken, weiter hinaus zu jedem Finger. Versuchen Sie dann, sich gleichzeitig des Raumes von Händen, Armen, Brustkorb, Hals, Mundhöhle, Hinterkopf (auch hinter den Augen) usw. bewußt zu werden. Gehen Sie weiter und fühlen Sie auch den Raum von Becken, Leisten, Beinen und Füßen.

Erst wenn man das über einige Zeit regelmäßig und intensiv übt, kann sich ein vertieftes und real erweitertes Körperbewußtsein einstellen. Vielen Menschen ist es zunächst unmöglich, den inneren Körperraum zu fühlen. Haben Sie aber einmal einen Zugang gefunden, gewinnen Sie damit eine Möglichkeit, u. a. Spannungen im Zwerchfell zu lösen. Gerade bei akuten Angstzuständen ist es hilfreich, den Raum im Bereich des Sonnengeflechts zu spüren. Der Tonus wird dadurch ausgeglichen, und Sie finden leichter zu innerer Ruhe.

Wenn Sie diese Raumerfahrung erarbeitet haben, können Sie anfangen, Ihr »Gerüst« – das Skelett – zu erspüren.

Skeletterfahrung

Das Skelett stellen wir uns meistens hart und leblos vor, ja, als Gruselobjekt. Es ist aber äußerst lebendig und elastisch. Durch bewußtes Üben können wir dahin kommen, daß wir alle Knochen unseres Körpers wahrnehmen und sie bis ins hohe Alter elastisch erhalten.

Sie gehen im Prinzip genauso vor wie bei den bisher beschriebenen Übungen. Versuchen Sie, Ihr eigenes Knochengerüst zu erspüren. Um es noch einmal zu betonen: Dies erfordert viel Übung und viel Zeit. Versuchen Sie ruhig einmal, einen Knochen nachzumodellieren oder zu zeichnen, dann haben Sie ein zusätzliches Hilfsmittel. Es ist auch sinnvoll, sich in verschiedenen Stellungen die Verschiebungen der Knochen gegeneinander bewußtzumachen, z. B. in Seitenlage ausgestreckt, zusammengezogen, auf einem Stuhl sitzend, auf dem Boden kniend, im Schneidersitz.

Das Gefühl für den Bau des Knochengerüsts und die Porosität der Knochen bewirkt Leichtigkeit und damit Tonuserhöhung der Muskulatur.

Generell kann man sagen, daß jede gesammelte Zuwendung der Aufmerksamkeit auf den Körper eine Tonusveränderung zur Folge hat: Gezielte Aufmerksamkeit wirkt regulierend! Bewußtseinsübungen mit Skelett, Form und Innenraum eignen sich besonders morgens oder tagsüber, wenn Sie frisch und einsatzfähig werden wollen.

Solange Sie diese Übungen erarbeiten, ist für Sie das Üben im Liegen am leichtesten. Später können Sie überall üben, wo immer Sie sind – im Zug, im Bus, wenn Sie irgendwo warten müssen usw. Sie werden dabei erfahren, wie sich Ihre Selbstwahrnehmung fortschreitend erweitert und verfeinert.

Der Begriff »Bewußtseinserweiterung« ist heute beinahe ein Schlagwort geworden, beispielsweise auch zur Begründung von Drogengebrauch und -mißbrauch. Abgesehen von dem schädigenden Einfluß

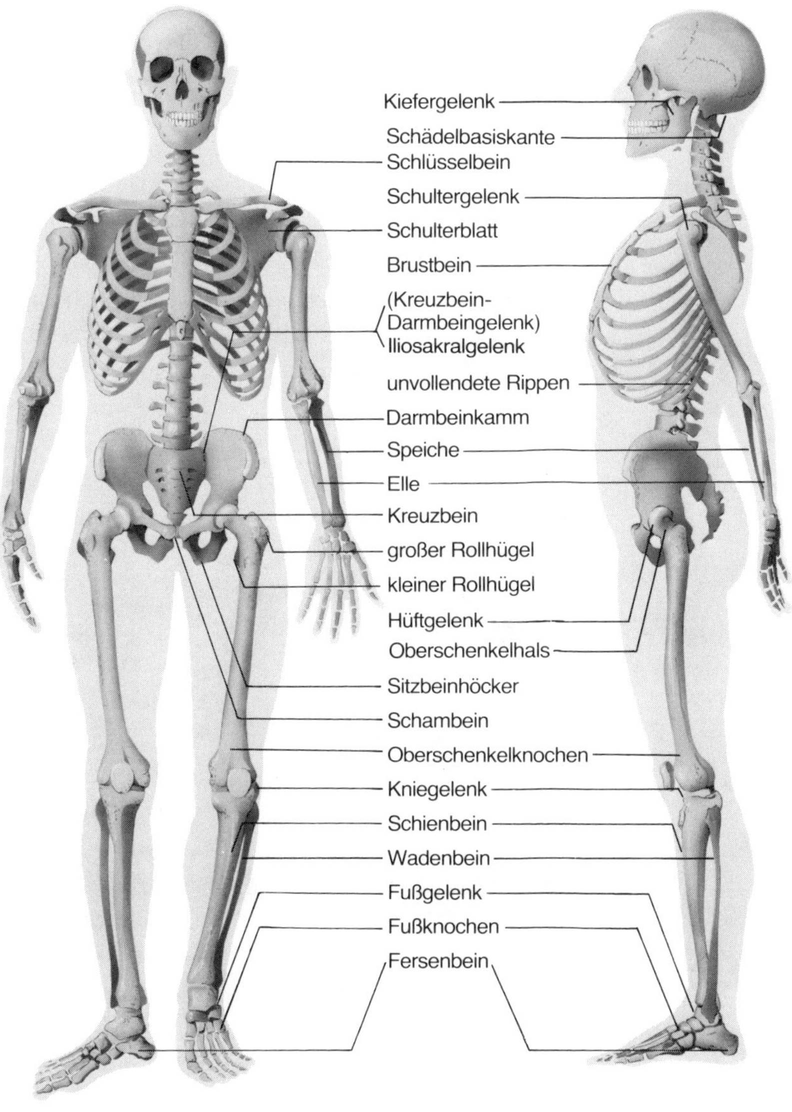

Das Knochengerüst

der Gifte auf den Organismus wird der Konsument durch häufigen Gebrauch starker Drogen gewöhnlich von Erfahrungen überschwemmt, denen er – weil er sie ihrer Intensität wegen nicht verarbeiten kann – ausgeliefert ist. Die schrittweise Selbsterfahrung auf natürlichem Weg, wie sie die Eutonie erarbeitet, kann dagegen auf jeder Stufe in das Tagesbewußtsein integriert werden – eine wichtige Voraussetzung für eine gesunde Art von Selbsterfahrung.

Kontaktübungen

Auch Kontaktübungen sind Sammlungs- und letztlich Bewußtwerdungsübungen, doch führen sie bereits einen Schritt weiter. In der Eutonie-Pädagogik versteht man unter Kontakt eine Berührung, die sich zu Kommunikation oder Austausch erweitert: Erst nehmen Sie wahr, was Sie berühren, dann spüren Sie tiefer in die Substanz dessen hinein, womit Sie in Berührung sind. Dadurch entsteht eine Beziehung zwischen Ihnen und dem, was Sie berühren. Das Gegenteil wäre, sich von dem, was um Sie ist, auszuschließen oder ausschließen zu lassen.

Malen, Modellieren, Backen oder andere manuelle Tätigkeiten sind im Grunde körperlicher Kontakt mit Materialien. Haben Sie jahrelang gleichgültig, mechanisch oder abweisend manuelle Arbeiten verrichtet, so haben Sie damit eine permanente Kontaktstörung hervorgerufen, die sich zwangsläufig gegen Sie selbst richtet: Sie sind diese Beziehung nicht eingegangen, sind kontaktlos geblieben. Die Reaktion darauf zeichnet sich auch als Blockierung im Körper ab, d. h. in Spannungen, die die Durchblutung und die Energieströme im Körper hemmen. Gegen solche Zustände verwendet die Eutonie bewußt die Kontakttechnik, um die Spannungen zu lösen und die Energieströme wieder freizusetzen. Die Zirkulation wird neu reguliert oder gesteigert und indirekt auch die Atmung stimuliert.

Handübungen

Nehmen Sie eine Holzkugel oder einen Tennisball,

umschließen Sie den Ball leicht mit beiden Händen. Ertasten Sie die Form des Balles und dessen Material nur dadurch, daß Sie ihn gleichzeitig in beiden Händen halten! Wenn Sie eine Beziehung zu dem Ball und durch den Ball hindurch von Hand zu Hand bekommen haben, bleiben Sie in dieser Beziehung und fangen Sie an, den Ball langsam zwischen Ihren Händen zu rollen, um auch dabei Hände und Ball zu erleben und zu entdecken. Der Ball kann auch zwischen Ihren Fingern, den Handflächen und dem Handrükken rollen. Experimentieren Sie selbst weiter! Vergessen Sie aber dabei nicht, daß die *Verbindung von Hand zu Hand durch den Ball* der Kern der Übung ist. Legen Sie den Ball zurück, lassen Sie Ihre Hände ruhen. Spüren Sie nach, wie Sie Ihre Hände *jetzt* erleben.

Haben Sie momentan keinen Ball zur Hand, können Sie die Übung anders gestalten, indem Sie nur Ihre beiden Hände gegenseitig, in vielen Möglichkeiten variierend, berühren. Erinnern Sie sich, wie ein Säugling mit seinen Händen spielt, um sich selbst zu entdecken.

Die beiden Grundübungen der Kontakttechnik

Legen Sie Ihre Hände gegeneinander, lassen Sie die Wärme frei von einer Hand zur anderen fließen, in beide Richtungen gleichzeitig, bis Sie einen gleichmäßigen Strom erleben. Wenn Sie diese Übung mit voller Konzentration ausführen, werden Ihre Hände wärmer und »zusammenfließend«. Sie werden nur noch schwer unterscheiden können, ob Sie eine Hand haben oder deren zwei: Eine Verbindung ist entstanden, die als Einheit erlebt wird. Solche Kontaktübungen, die sich nur auf den eigenen Körperbereich erstrecken, nennt die Eutoniepädagogik einen *geschlossenen Kreis.*

Andere Übungen nehmen Kontakt mit der Umgebung auf: Nehmen Sie einen Stab aus Holz oder Bambus. Stellen Sie ihn mit einem Ende auf den Boden und fühlen Sie, am besten stehend oder sitzend, durch den

Stab bis zum Boden und in den Boden hinein, als wollten Sie den Stab weiter in den Boden hineinwachsen lassen. Spüren Sie, wie der Stab verändert wahrgenommen wird.

Sie können auch Handflächen oder Fingerspitzen auf den Boden legen und tief in den Boden hineinspüren.

Damit haben Sie die beiden Grundübungen der Kontakttechnik kennengelernt: Übungen im »geschlossenen Kreis« verhelfen zu Ruhe und innerer Sammlung. Kontaktübungen mit dem Boden oder einem Gegenstand haben ableitenden Charakter; sie sind vor allem bei Schmerz- und Spannungszuständen recht hilfreich.

Fußübungen

Berühren Sie behutsam einen Tennisball (oder eine Holzkugel) mit der Fußsohle! Erleben Sie Ihre sonst so vernachlässigte Fußsohle! Verstärken Sie allmählich den Druck Ihres Fußes gegen den Ball, so daß Sie spüren, wie der Ball gegen Knochen, Muskeln und Sehnen des Fußes drückt. Es ist möglich, daß Sie dabei schmerzhafte Stellen am Fuß entdecken. Verweilen Sie da, wo es weh tut, und versuchen Sie, den Schmerz abzuleiten: durch den Ball in den Boden hinein. Das steigert die Durchblutung und löst Verspannungen. Sie bekommen dann auch Zugang zu sonst schlecht erreichbaren Stellen in Ihrem Fuß. Haben Sie einen Fuß so durchgearbeitet, vergleichen Sie ihn mit dem anderen. Wahrscheinlich werden Sie den bearbeiteten Fuß deutlicher spüren und besser mit ihm auf dem Boden stehen.

Diese Übung kann man auch mit einem Bambusstab machen: Stellen Sie sich auf einen quer liegenden Stab. Zuerst mit den Fersen. Wenn die Fußsohlen warm geworden sind, treten Sie weiter in Richtung des Hohlfußes und allmählich mit den Zehen auf den Stab. Konzentrieren Sie sich besonders auf die schmerzhaften Stellen. Arbeiten Sie den ganzen Fuß auf diese Weise durch. Diese Übung stimuliert nicht nur die

Durchblutung des Fußes, sondern durch die Reflexzonen am Fuß auch den ganzen Körper.
Setzen oder legen Sie sich auf den Boden und lassen Sie die Sohlen einander berühren. Denken Sie von Fuß zu Fuß wie bei der Handübung von Hand zu Hand (S. 29). So lange, bis Sie Ihre Füße wie einen einzigen großen Fuß verspüren.
Legen Sie sich auf den Rücken, lassen Sie das linke Bein ausgestreckt. Der rechte Fuß soll neben dem linken Knie stehen. Lassen Sie das rechte Knie nach rechts außen fallen, so daß die rechte Fußsohle die Innenseite des linken Knies berührt. Erleben Sie bewußt die Berührung von Fuß und Knie miteinander. Lassen Sie Kontakt entstehen, bis Sie wieder ein »Einheitserlebnis« bekommen. Bemühen Sie sich auch darum, während der Übung in Ihren beiden Leisten – genauer: in dem Raum zwischen Leisten und Sitzknochen – offen zu bleiben. So entsteht eine offene Zirkulation und Energieverbindung von der Auflagefläche durch die Beine bis zu den Füßen. Die Durchblutung von Becken und Beinen wird dadurch intensiver, alte Verspannungen können gelöst werden, besonders an der Innenseite der Oberschenkel und den Leisten. Lassen Sie zuletzt die Fußsohle über die Wade gleiten, bis das Bein wieder ausgestreckt ist, und achten Sie auf die Berührungsveränderung. Vergleichen Sie Ihre beiden Beine. Danach führen Sie die Übung mit dem anderen Bein aus.

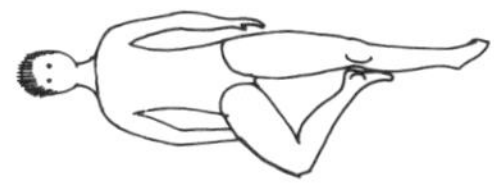

Rückenübungen

Legen Sie sich auf den Rücken, stellen Sie die Unterschenkel auf, die Fußsohlen gegen den Boden und lassen Sie Ihre Fußsohlen Kontakt mit dem Boden aufnehmen. Wichtig ist, daß Sie dabei immer bewußt die Verbindung vom Becken durch Ihre Leisten in Ihre Beine hinunter bis zu den Füßen und in den Boden spüren.
Legen Sie sich auf den Rücken. Stützen Sie die Unterschenkel auf und lassen Sie Ihre Fußsohlen auf dem Boden stehen. Nehmen Sie 2 Bambusstäbe von ca.

60 cm Länge und einem Durchmesser von ca. 1,5 cm. Legen Sie diese Stäbe mit einem Zwischenraum von ca. 2 cm der Länge nach unter Ihren Rücken, rechts und links der Wirbelsäule entlang. Während Sie auf diesen Stäben liegen, werden Sie den Druck der Stäbe gegen Ihren Rücken verspüren.
Wie tief im Rücken spüren Sie diesen Druck? Spüren Sie gegen diesen Druck, durch Ihre Bekleidung und durch die Stäbe hindurch in den Boden hinein. Konzentrieren Sie sich ganz auf diese Aufgabe. Vielleicht entdecken Sie mit Hilfe dieser Stäbe schmerzhafte Stellen im Rücken, die Sie – ähnlich wie bei der Fußübung (S. 30) – lösen können. Wenn Ihnen warm und angenehm wird, der Schmerz verschwunden ist, ziehen Sie Ihre Knie bis zum Bauch heran. Dadurch wird der Druck des Beckens gegen die Stäbe intensiver. Lösen Sie neu gefundene Druckstellen oder schmerzhafte Stellen wie vorher. Setzen Sie danach Ihre Fußsohlen wieder auf den Boden auf und lassen Sie sie passiv am Boden entlanggleiten, bis Sie ausgestreckt liegen. Ruhen Sie aus.
Legen Sie nun Ihre Arme waagrecht vom Körper weg oder die rechte Hand auf die linke, die linke Hand auf die rechte Schulter. Dadurch verstärkt sich der Druck der Stäbe auf die Schultern. Verspannungen an den oberen Brustwirbeln – besonders zwischen den Schulterblättern – können so gelöst werden. Nachdem Sie Ihre ganze Wirbelsäule so durchgearbeitet haben, nehmen Sie die Stäbe weg. Spüren Sie nun den Rücken gegen den Boden. Wie liegen Sie jetzt gegen den Boden? Spürt Ihr Rücken den Boden intensiver?
Legen Sie nun einen Stab zwischen Steißbein und Kreuzbein quer unter den Rücken. Wahrscheinlich wird der Stab jetzt viel spürbarer sein als bei der vorausgegangenen Übung. Dadurch haben Sie eine neue Möglichkeit, an noch tiefer liegende Spannungen heranzukommen. Wesentlich dabei ist immer, daß Sie mit vertiefter und gezielter Aufmerksamkeit jede

schmerzhafte Verspannung lösen. Wenn Sie den Stab kaum mehr spüren, er sozusagen eins mit Ihnen geworden ist, wird es Zeit, ihn höher zu verschieben. So können Sie den ganzen Rücken Wirbel für Wirbel durcharbeiten. Fangen Sie immer von unten an!
Wenn Sie zur Beckenkante oder dem 5. Lendenwirbel gekommen sind und nicht genügend Druck gegen den Stab empfinden, können Sie die Knie – beide zugleich oder eins nach dem andern – gegen den Bauch anziehen. Solche kleinen Variationen können Sie immer ausprobieren, wenn Sie mit den Übungen vertrauter geworden sind. Später, wenn Kontakt und Durchblutung leicht zustande kommen, können Sie diese Übung durch Bewegungs- und Geschmeidigkeitsübungen aus dem nächsten Kapitel ergänzen.
Solche Kontaktübungen, bei denen bewußt eine verspannte Muskelpartie aufgespürt wird, um die Verspannung zu lösen, haben folgende Wirkungen:

1. Konzentration (Sammlung)
2. verstärkte Durchblutung
3. Sensibilisierung in der Außen- und Innenwahrnehmung und Steigerung der Fähigkeit, Schmerz- und Konfliktsituationen entspannt zu begegnen.

Die beschriebenen Rückenübungen sind übrigens sehr variabel. Sie können statt der Stäbe auch zwei Tennisbälle nehmen, die Sie rechts und links neben das Steißbein legen. Beobachten Sie den Druckunterschied zwischen Stab und Ball. Der Ball dringt tiefer in die Muskulatur und erfaßt nur eine kleine Fläche. Mit dem Ball dürfen Sie allerdings nicht in der Nierengegend – zwischen Beckenkante und ersten Rippen – üben. Das könnte zu Beschwerden führen. Die Nieren sind hier nur von Weichteilen geschützt und daher empfindlicher gegen stärkeren Druck. Dagegen ist diese Ballübung bei starken Schulterverspannungen sehr effektiv. Fangen Sie trotzdem – mit Ball oder Stab

– stets mit dem unteren Teil des Beckens an, selbst wenn Sie dann gleich zu den Schultern übergehen wollen. Becken und Kreuzbein zu bearbeiten, ist nämlich wichtig als Basisstimulation. Es wirkt beruhigend, weil die parasympathischen Nerven hier austreten und durch die Wirbelsäule eine Verbindung vom Becken durch den Rücken bis zu den Schultern besteht. Jeweils neben den Brustwirbeln und den zwei oberen Lendenwirbeln treten die sympathischen Nerven aus. Bearbeitet man nur diese Wirbelgegenden, kann dies eine leichte Nervosität und Überstimulation zur Folge haben.

Seitenübungen

Nachdem Sie Übungen erarbeitet haben, um Verspannungen in Becken, Rücken und Schultergegend zu lösen, können Sie zu den Seiten übergehen.

Legen Sie sich auf die rechte Seite und ziehen Sie die Beine an. Legen Sie die Arme vor sich und spüren Sie die gesamte Seite in Berührung mit dem Boden. Versuchen Sie vom Oberschenkel-Rollhügel (Trochanter) aus in den Boden zu spüren. Erleben Sie die aufliegende Fläche der Beckenschale bis zur Beckenkante. Spüren Sie sich weiter hinauf bis zu den Rippen. Hier gibt es viel durchzuarbeiten. Unterbrechen Sie und betrachten Sie eingehend das Skelettbild auf S. 27. Setzen Sie sich hin und tasten Sie Ihre Rippen ab, so daß Sie sich des Verlaufes der Rippen voll bewußt werden. Achten Sie besonders auf die »unvollendeten Rippen« und auf jene, die mit einem Knorpel verbunden sind. Viele Spannungen, die sich als Angst bemerkbar machen, sitzen hier. Werden diese Spannungen gelöst, wird die Atmung tiefer und der Rumpf geschmeidiger.

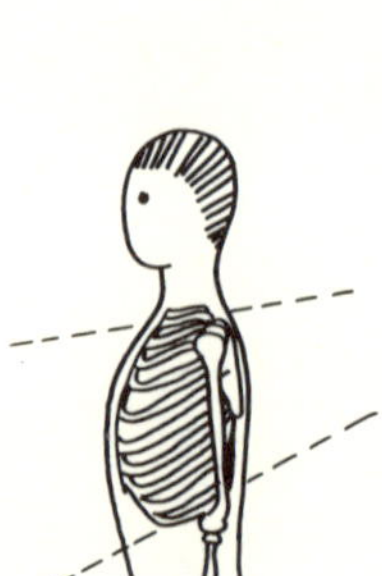

Der Verlauf der Rippen ist übrigens viel schräger, als wir es uns gewöhnlich vorstellen. Legen Sie sich auf die Seite. Nehmen Sie einen Bambusstab zu Hilfe, um durch den Druck des Stabes eine Rippe nach der anderen zu finden. Tut es weh, so wissen Sie bereits, wie Sie sich verhalten müssen: Sie lösen Ihre Verspannungen und steigern die Durchblutung, indem Sie den Schmerz durch den Stab in den Boden ableiten. Die oberen Rippen finden Sie am leichtesten, indem Sie den Arm gerade in Verlängerung der Seite legen. Gut möglich, daß es in der Achselhöhle spannt, weil Ihre Muskulatur und Sehnen verkürzt sind. Sie können Ihre Verspannung lösen, indem Sie nachgeben und über Ihren Arm hinausspüren. Beobachten Sie die Rundung und den Innenraum des Brustkorbes. Fangen Sie immer mit der rechten Seite an. Die linke Seite, die Herzseite, ist dann besser vorbereitet. Haben Sie Herzbeschwerden, sollten Sie nur langsam und nach und nach die linke Seite bearbeiten. Verspannte Muskeln können ein Grund von Herzbeschwerden sein.

Beinübungen

Die nachstehend beschriebene Übung sollten Sie unterlassen, wenn Sie akute Krampfaderbeschwerden oder eine akute Venenentzündung haben. Sonst ist sie eine ausgezeichnete Vorbeugung gegen solche Beschwerden.

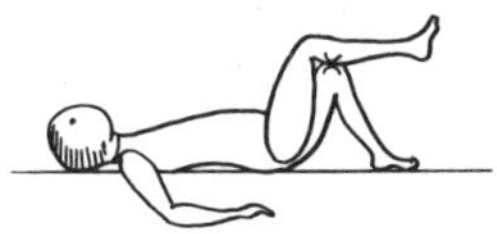

Legen Sie sich mit angezogenen Beinen auf den Rükken und stützen Sie beide Fußsohlen gegen den Boden. Heben Sie das rechte Bein und legen Sie es oberhalb der rechten Wade auf Ihr linkes Knie. Spüren Sie den Druck der Wade gegen das Knie? Wie drückt sich das Knie in die Wadenmuskulatur ein? Möglich, daß Sie schmerzhafte Stellen finden. Auch dies ist wieder verspannte Muskulatur, die Sie lösen sollten. Wenn die so herausgeforderte Stelle warm und angenehm geworden ist, suchen Sie eine neue Verspannung auf. Es lohnt sich, auch die Seiten der Waden zu bearbeiten.

Auf diese Art und Weise können Sie beide Waden einschließlich der Achillessehne durcharbeiten. Lassen Sie danach zur Kontrolle Ihre Wade ein- bis zweimal langsam über das Knie gleiten. Ziehen Sie jeweils Ihre beiden Knie bis zum Bauch und schütteln Sie Ihre Fersen leicht durch. Prüfen Sie, ob die Wadenmuskulatur des durchgearbeiteten Beines leichter durchzuschütteln ist.

Eine Übung speziell für die Oberschenkel:

Legen Sie sich auf den Bauch. Nehmen Sie 2 Bälle, einen Stab, kleine Holzkugeln oder Kastanien. (Die Bälle schmerzen am meisten; Sie können sie sich nur erlauben, wenn Sie dem intensiveren Schmerz nachgeben können.) Legen Sie Bälle, Kugeln, Kastanien oder den Stab quer etwa unter die Mitte der Oberschenkel. Geben Sie den Schmerz in den Boden ab.

Verschieben Sie Bälle oder Stab Stück für Stück in Richtung Knie. Wird der Schmerz unerträglich, nehmen Sie Stab oder Bälle gleich weg. Lösen Sie ohne Hilfsmittel die schmerzhafte verspannte Stelle in den Boden hinein. Das hilft mehr, als wenn Sie ausharren und leiden. Sie sollen sich nicht foltern. Nie sollte der Reiz, den ein Hilfsgegenstand verursacht, so stark sein, daß er Sie beherrscht.

Dieses »Abgeben« von Spannungen und Schmerzen beruht nicht auf Suggestion, sondern ist bewußte Arbeit. Sie lösen durch Konzentration die verspannte Muskulatur. Sobald Sie entspannt sind und eine verstärkte Durchblutung eingetreten ist, schmiegt sich die Muskulatur weich um den harten Gegenstand. Sie dürfen nur nicht vergessen, sich zu konzentrieren, d. h. ganz dazusein. Die Übung wird sonst den entgegengesetzten Effekt zeigen: Die Durchblutung wird durch den zu starken Druck gegen die Blutgefäße behindert.

Die Kontakttechnik ist vor allem geeignet, Verspannungen aufzuspüren, deren Sie sich noch nicht bewußt geworden sind. Der Schmerz, der vom Druck des harten Gegenstandes verursacht wird, hilft Ihnen, sich zu sammeln: dadurch kann diese Blockierung gelöst werden.

Zu all diesen Übungen können Sie auch eigene Variationen erfinden. Wenn es Ihnen gelungen ist, einige Verspannungen zu lösen, und Sie mit den Übungen vertrauter geworden sind, werden Sie wahrscheinlich ganz von selbst auf für Sie geeignete Abwandlungen kommen.

Durchströmungsübungen

Durchströmungsübungen sind eine weitere Art von intensiver Bewußtwerdung und eine Weiterentwicklung der Kontakttechnik, die Ihre Selbstwahrnehmung vertieft. Sie sind nur durch wiederholte Übung zu erlernen.

Geschlossene Hände

Gehen Sie zurück zu der Grundübung im geschlossenen Kreis (S. 29). Sie haben verschiedene Möglichkeiten, Ihre Hände geschlossen zu halten: Handflächen gegeneinander, Handfläche auf Handrücken oder Hände mit verschränkten Fingern gefaltet. Erst wenn Sie spüren, daß Ihre beiden Hände eine Einheit geworden sind, haben die Hände miteinander Kontakt bekommen. Schließen Sie die Augen und spüren Sie, wie die Wärme durch den geschlossenen Kreis strömt. Eigentlich sind zwei Kreise entstanden, nämlich von rechts nach links und von links nach rechts, zwei Kreise, die einander überkreuzen, eine ständige Bewegung, die nicht stehenbleiben oder blockiert werden darf. Durch diese Übung verstärken Sie die Durchblutung, und das Gewebe Ihres Körpers wird besser belebt.

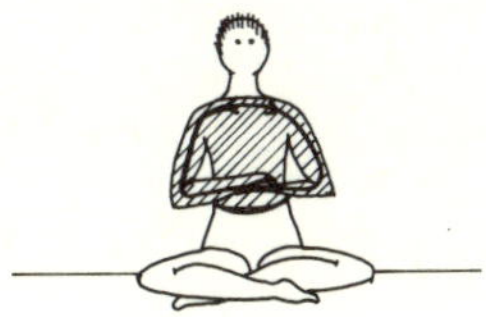

Vielleicht ist Ihnen aufgefallen, daß Sie diese Stellung oft unbewußt einnehmen, wenn Sie Ihre Gedanken sammeln wollen. Nicht von ungefähr handelt es sich dabei auch um weit verbreitete Gebetshaltungen. Wenn Sie diese Übung oft bewußt wiederholen, bekommen Sie ein feines Gespür für die Strömungen Ihres Körpers: Blutstrom, Lymphstrom und die Energieströme. Sie werden »durchlässig« und können dadurch Zirkulationsstörungen verhindern. Das wiederum fördert innere Sammlung und Konzentration. Durchströmungsübungen können Sie beliebig variieren. Nachstehend eine Variation:

Füße–Beine– Becken

Rückenlage, Fußsohle gegen Fußsohle. Der Kreis be-

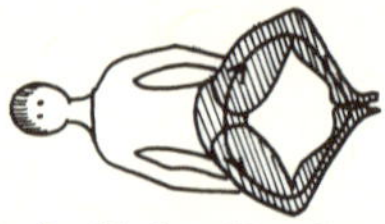

Fuß–Bein–Becken–Brustkorb–Schulter–Arm–Hand

steht aus: Becken, Leisten, Oberschenkeln, Knien, Unterschenkeln, Füßen.

Am besten fangen Sie wieder mit der rechten Seite an. Rückenlage, rechtes Bein anziehen, Knie nach innen fallen lassen. Die rechte Hand schließt sich um den rechten Rist. Wichtig dabei ist, daß Sie in allen Gelenken Offenheit und Innenraumgefühl herstellen.

Kreis: Der Strom fließt durch die Hand, den Fuß, weiter durch das abgewinkelte Bein, durch die Leiste, über das Becken, die ganze rechte Seite entlang, durch das Schultergelenk, den Arm und wieder durch Hand, Fuß usw. Die Oberschenkelmuskulatur leistet bei dieser Übung oft erheblichen Widerstand. Wieder können Sie Ihre Aufmerksamkeit auf die Stelle lenken, die Ihnen Unbehagen verursacht.

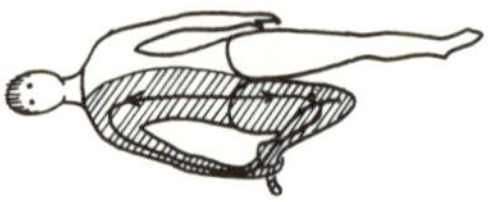

Entdecken Sie plötzlich, daß ein Fuß oder ein Bein eingeschlafen ist, lösen Sie die Stellung auf, strecken Sie sich durch, bis das eingeschlafene Glied wieder lebendig geworden ist. Ihre Aufmerksamkeit war nicht ausreichend. Statt sich zu lösen und bewußt zu werden, haben Sie sich angespannt und die Durchströmung blockiert. Das sollten Sie unbedingt verhindern.

Arme–Schultern

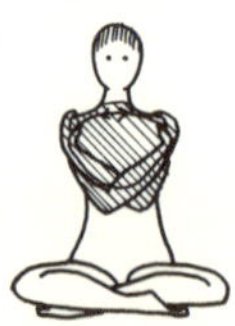

Ihre Hände schließen sich weich um Ihre Schulterrundungen. Die Unterarme überkreuzen einander. Beide Kreise überschneiden sich an der oberen Brustbeinspitze und bei den Unterarmen. Die Übung können Sie sowohl liegend, sitzend wie stehend durchführen. Anfangs ist die liegende Stellung zu empfehlen.

Beobachten Sie immer Ihre Reaktion. Verändert sich Ihre Empfindung oder bleibt sie stets die gleiche? Was bewirken Durchströmungsübungen?

1. Sie erhöhen die Durchblutung zentral wie peripher,
2. sie erhöhen das Körperbewußtsein,
3. sie bewirken psychisch Beruhigung und Sammlung,
4. sie regulieren den Tonus, d. h. es entsteht ein Spannungsgleichgewicht.

Strecken und Dehnen

Wenn wir das Wort Strecken abwechselnd laut und leise mehrmals vor uns hin sagen, was fällt uns dabei ein? Vielleicht eine Katze oder ein Hund, wie sie aufwachen und sich spontan strecken. Strecken ist eine vitale, aufbauende Bewegung. Streckungen bauen Milchsäure im Muskelgewebe ab. Wer sich oft streckt, ermüdet nicht so schnell. Legen Sie das Buch beiseite und fangen Sie an, sich zu strecken! Nehmen Sie sich Zeit dazu – mindestens 5 Minuten oder länger. Welche Möglichkeiten entdecken Sie? Es gibt viele Variationen von Streckungen: passiv, aktiv, aus der Körpermitte (zentral), aus den Körperenden (peripher), gegen Widerstand. Gehen wir systematisch vor.
Wenn wir an Strecken denken, kommt uns meist zuerst das vitale Strecken nach dem Schlaf in den Sinn. Es ist sehr wichtig, sich beim Aufwachen sanft und oft zu strecken, die Streckung zu einer richtigen Bewegungsimprovisation zu gestalten. Wenn Sie den Tag mit 10 Minuten Strecken beginnen, bekommen Sie eine ganz andere Einstellung zu Ihrem Tagesablauf. Sind Sie einfallsreich, können Sie sich damit vollkommen aktivieren.

Die passive Streckung

Statt »passive Streckung« können wir auch Dehnung sagen. Dehnungsübungen sind notwendig, um unsere verkürzte und verspannte Muskulatur zu lösen und zu verlängern. Sie können aus jeder fixierten Lage heraus durchgeführt werden, immer dann, wenn wir uns unserer verkürzten Muskulatur bewußt oder auf die Verspannung aufmerksam werden, die unsere Lage unangenehm macht.
Sie liegen z. B. in der Ihnen schon bekannten Lage am Rücken, die Fußsohlen aneinandergelegt, die Knie nach außen. Benutzen Sie diese *Kontakt-* und *Durch-*

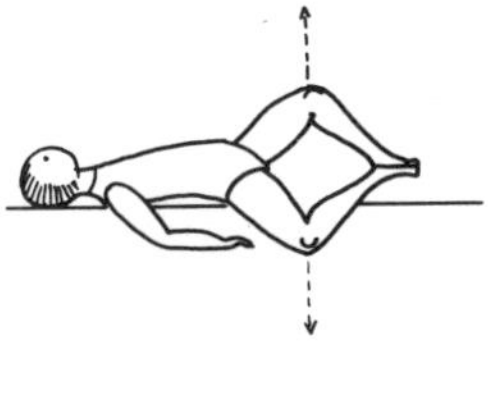

strömungsübung nun gleichzeitig dazu, sich auch Ihren *Innenraum* bewußtzumachen: den Raum im Becken, zwischen Leisten und Gesäßfalte, zwischen Innen- und Außenseite der Oberschenkel. Ist Ihnen diese Lage zu schmerzhaft, lösen Sie die eingenommene Stellung auf und ruhen Sie sich aus. Wiederholen Sie die Übung mehrmals und versuchen Sie dabei, den noch nicht zu starken Schmerz aufzulösen, indem Sie sich Ihren Innenraum bewußtmachen und sich von Ihren Knien in den Raum hinaus *verlängern* lassen. Richten Sie Ihre Aufmerksamkeit auf Ihre *Auflagefläche.* Wie liegen Sie? Werden Sie von Ihrer Unterlage gut getragen?

Auf vier Dinge kommt es an, wenn Sie den Widerstand Ihrer verkürzten Muskulatur auflösen wollen:

1. Auflagefläche,

2. Kontakt – Durchströmung,

3. Innenraum,

4. Verlängerung (s. S. 43).

Beine

Das ist auch bei den folgenden Übungen zu berücksichtigen. Fangen Sie am besten immer von unten an. Sie liegen auf dem Rücken, ein Bein ausgestreckt, das andere angewinkelt, die Hand um den Rist (s. S. 38). Konzentrieren Sie sich auf den Kreis der Durchströmung und lassen Sie sich von Ihrem Oberschenkel über das Knie hinaus in den Raum verlängern.

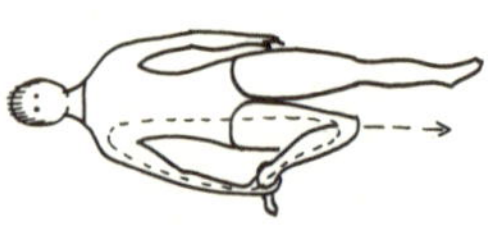

Eine weitere gute Übung, besonders für die Rückseite der Beine: Strecken Sie die Beine senkrecht an der Wand hoch und lassen Sie Ihre Zehenspitzen zur Nase zeigen; die Fersen strecken Sie in Verlängerung zur Decke. Wenn Sie seitwärts genügend Platz haben, lassen Sie ein Bein nach oben gestreckt und senken das andere Bein mit gestreckter Ferse langsam zur Seite herunter. Das dehnt gleichzeitig Innen- und Rückseite des nach außen geführten Beines.

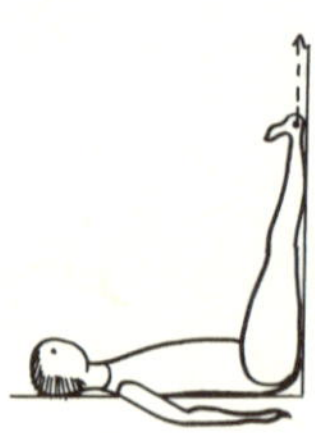

Rücken und Seite

Sie liegen auf dem Rücken, die Beine aufgestützt, die Hände hinter dem Kopf gefaltet. Achten Sie darauf,

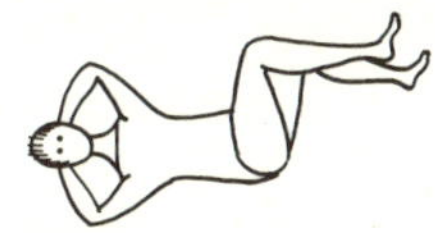

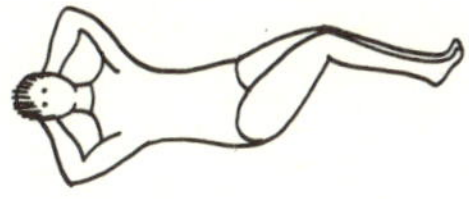

daß Ihre Ellbogen stets am Boden liegen bleiben. Schlagen Sie das rechte Knie über das linke und lassen Sie so beide Knie nach links in Richtung Boden sinken. Wie empfinden Sie die Dehnung Ihrer rechten Seite, wie Ihre Auflagefläche? Ist die Dehnung zu stark und schmerzhaft, lassen Sie die Beine nicht übergeschlagen, sondern nebeneinander zur Seite gleiten. Das mildert die Dehnung. Wenn Sie zudem die Arme seitlich neben den Körper legen, wird die Dehnung noch geringer. Bei Herzbeschwerden sollte die Dehnung nie zu stark sein. Verweilen Sie in dieser Stellung, bis Sie sich ganz gelöst fühlen. Die Lockerung der Verspannung tritt nicht immer sofort ein. Sie brauchen auch Zeit, um die vier aufgeführten Punkte zu beachten. Eine Übung kann ruhig mehrere Minuten dauern. Danach wiederholen Sie die Übung nach der anderen Seite.

Rücken

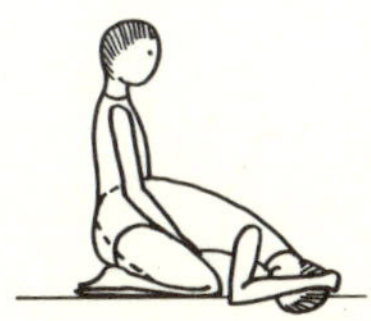

Setzen Sie sich auf Ihre Fersen und beugen Sie sich langsam, sehr langsam, nach vorn, bis Sie den Kopf dicht vor die Knie bekommen. Beachten Sie die Dehnung Ihres Rückens, Wirbel für Wirbel, vom Steißbein bis zu den Halswirbeln. Damit Ihre Stirn auch vor dem Knie liegen bleibt, drücken Sie Ihre gefalteten Hände gegen den Kopf. Das erhöht die Dehnung. Gehen Sie dabei etwas mit dem Gesäß in die Höhe. Wo spüren Sie die Dehnung stärker? Kommen Sie wieder mit dem Gesäß auf die Fersen und gehen Sie langsam, Wirbel für Wirbel, von unten nach oben zurück, bis Sie wieder aufrecht auf Ihren Fersen sitzen.

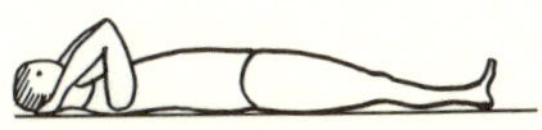

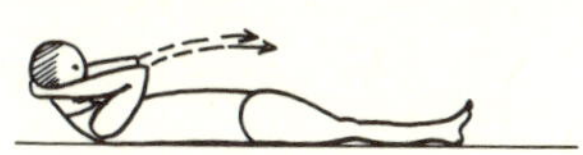

Sie liegen mit ausgestreckten Beinen am Rücken, die Hände hinter dem Kopf gefaltet. Nehmen Sie Ihre Ellbogen nach oben und ziehen Sie sie nach vorn. Dadurch hebt sich Ihr Kopf vom Boden. Damit erreichen Sie eine intensive Dehnung des Nackens und Rückens. Die Dehnung wird noch intensiver, wenn Sie das Gefühl haben, an den Ellbogen mit unsichtbaren Fäden in Richtung Zehenspitzen gezogen zu werden.

Die aktive Streckung

Wenn man sich streckt, bewegt man sich. Es gibt unzählige Möglichkeiten, Bewegungsabläufe zu gestalten. Ich persönlich unterscheide zentrale und periphere Bewegungsimpulse, d. h. Bewegungen aus der Mitte oder von den Körperenden her. Dafür zwei Beispiele:

Periphere Streckung:

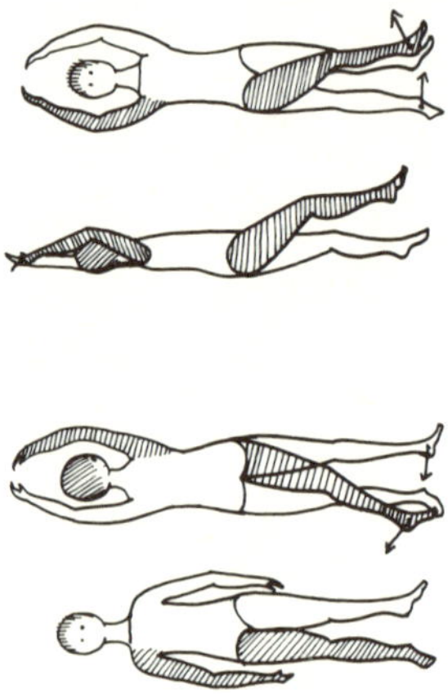

Sie liegen am Boden, die Beine ausgestreckt. Spüren Sie eine Ferse und strecken Sie das Bein von der Ferse ausgehend über das andere Bein so weit, bis Sie von der Rücken- in die Bauchlage kommen. Genauso kommen Sie auch von der Bauchlage wieder in die Rückenlage zurück. Achten Sie darauf, daß der Impuls von der Ferse – der Peripherie – herkommt.

Zentrale Streckung:

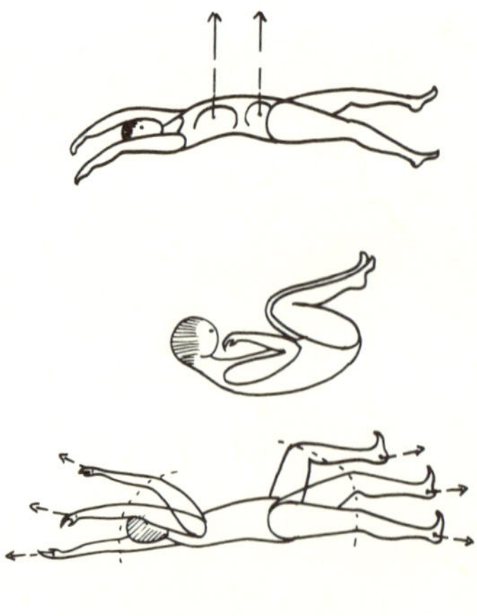

Sie liegen auf dem Rücken und strecken sich mit einer Hüfte und den Rippen (dem Zentrum Ihres Körpers) zur entgegengesetzten Seite hinüber, bis Sie auf den Bauch rollen. Wollen Sie wieder in die Rückenlage zurück, lassen Sie den Bewegungsimpuls von Gesäß und Becken ausgehen.

Eine Mischung von peripherer und zentraler Streckung: Sie liegen auf der Seite, wie ein Embryo gekrümmt, Knie und Ellbogen angezogen. In dieser Lage strecken Sie sich mit den Fersen und den Fingerspitzen so weit nach oben und unten, bis Sie ganz gerade auf der Seite liegen. Rollen Sie sich dann mit Impuls von Hüfte und Rippen in die Rückenlage, dann weiter zur anderen Seite hin. Hier ziehen Sie sich wieder mit Ellbogen und Knien zusammen.

Verlängern in den Raum

Wir haben uns bei einigen Dehnungsübungen bereits in den Raum hinaus ziehen, uns verlängern lassen (s. S. 40). Dieses Verlängern können wir auch aktiv üben. Um uns dabei nicht zu überdehnen oder an die Umwelt zu verlieren, müssen wir sowohl die Kontakttechnik beherrschen wie auch genügend Körperbewußtsein gewonnen haben. Verlängerungsübungen sind daher nicht für Anfänger geeignet.

Vorübung

Als Vorübung ist zu empfehlen: Sie liegen mit aufgestellten Beinen auf dem Rücken, die Fußsohlen am Boden. Spüren Sie die Wadenlinie vom Knie bis zu den Fersen, dann weiter in den Boden hinein. Sie werden vielleicht zunächst mit der Vorstellung arbeiten können, daß Ihr Bein über die Ferse hinaus in den Boden verlängert ist. Später werden Sie bei jeder Bewegung diese Verlängerung ganz einfach als Realität empfinden können, ganz gleich, ob diese Verlängerung in die Luft, den Boden, eine Wand hinein geschieht. Strecken Sie Ihre Beine wieder aus und versuchen Sie den Abstand von den Fersen bis zur Wand zu spüren. Wesentlich ist dabei der Kontakt Ihrer Füße durch die Luft bis zur Wand. Genauso wesentlich ist, daß Ihr Körperbewußtsein Sie gleichzeitig in sich selber ruhen läßt. Wenn Sie dieses Prinzip einmal beherrschen, können Sie jede Bewegung mit minimalem Kraftaufwand und maximaler Beweglichkeit ausführen. Dabei entsteht eine Leichtigkeit, die zunehmend regenerierend wirkt.

Grundübungen

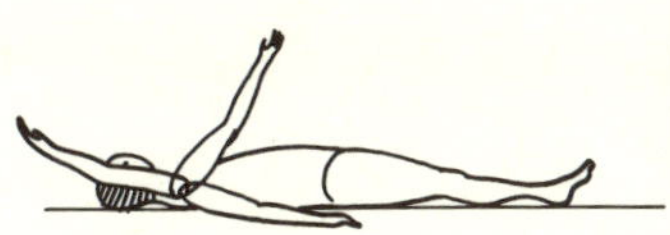

Sie liegen auf dem Rücken. Fangen Sie mit dem rechten Arm an. Strecken Sie ihn hoch und spüren Sie vom Schulterblatt aus über die Schulterrundung die ganze Länge des Armes und der Hand bis zu den Fingerspitzen. Bewegen Sie den Arm frei in den Raum, so daß Sie von Ihren Fingerspitzen eine Verlängerung bis zur gegenüberliegenden Wand herstellen, ohne Ellbogen oder Handgelenk abzuknicken. Wenn Sie das vier- bis fünfmal ausgeführt haben, legen Sie den Arm neben den Körper und vergleichen Sie Ihre beiden Arme.

Fühlt sich der bewegte Arm leichter an, waren Sie mit Ihrer Wahrnehmung im Raum außerhalb Ihrer selbst. Anderenfalls haben Sie Ihren Arm nur mechanisch hochgehoben und bewegt.
Jetzt können Sie mit einem Arm – immer noch gestreckt – improvisieren. Spüren Sie in die verschiedensten Richtungen. Vergleichen Sie danach wieder beide Arme. Dann stellen Sie mit dem anderen Arm die Verlängerung her. Wenn Sie so konzentriert mit einem Arm nach dem anderen geübt haben, verlängern Sie beide Arme gleichzeitig. Nehmen Sie auch die Beziehung Ihrer beiden Arme zueinander wahr.
Beim Üben mit den Beinen finde ich es leichter, von den Knien aus anzufangen anstatt von den Fersen. Fangen Sie erst mit einem Bein an. Um Leichtigkeit der Bewegung und damit eine Tonusveränderung zu erreichen, sollten Sie dabei den Raumkontakt vom Oberschenkel über das Knie hinaus einsetzen. Anfangs können Sie sich helfen, indem Sie einen Stab in Verlängerung des Oberschenkels halten. Verlängern Sie den Oberschenkel über Knie und Stab, spüren Sie so in den Raum hinaus. Wenn Sie das Gefühl haben, ohne Stab auszukommen, verlängern Sie frei über das Knie. Dies bewirkt im Hüftgelenk eine wohltuende Dehnung. War die Blutzufuhr zu Ihren Beinen bisher blockiert, so wird sie durch diese Bewegung gefördert und erhöht.

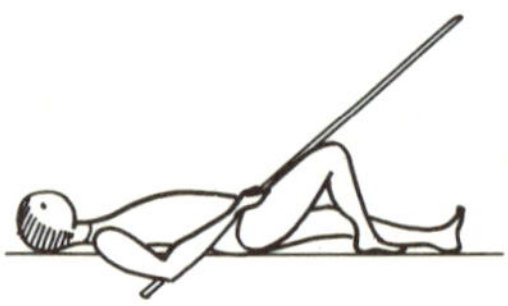

Variationen

Eine Vielfalt von Bewegungsvariationen können Sie jetzt entdecken. Verlängern Sie von verschiedenen Körperteilen aus, z. B. vom Hinterkopf, vom Scheitel, von einem Ohr, der Nase, dem Kinn, der Schulter, den Ellbogen, den Gesäßbacken usw. Lassen Sie Ihre Phantasie spielen und Ihren Körper mitagieren.
Achten Sie aber darauf, daß Sie mit Ihrer Aufmerksamkeit an der Körperstelle bleiben, von der der Impuls ausgeht. Lassen Sie Ihren ganzen Körper stets dem Bewegungsimpuls folgen.
Können Sie dabei gelöst bleiben? Erlauben Sie sich

keine verspannten Daumen, keine fixierten Handgelenke, keine zusammengebissenen Kiefer. Denken Sie auch daran, daß Ihre Zunge weich und gelöst im Mund liegen bleibt. Vollkommene Einheit sieht sehr einfach aus, erfordert aber viel Sammlung.
Wenn Ihnen das Verlängern im Raum vertraut geworden ist, können Sie auch nur in der Vorstellung allein einen Bewegungsablauf durchführen. Fangen Sie wieder mit der ersten Übung vom Arm her an, um genau die Erfahrung der Bewegung zu haben. Legen Sie den Arm hin und führen Sie die Bewegung mit dem anderen Arm nur in der Vorstellung aus. Gelingt es? Vergleichen Sie danach beide Arme. Welche Reaktion haben Sie? Fühlen sich beide Arme gleich leicht an oder besteht ein Unterschied? Es könnte sein, daß der Arm, dessen Bewegung Sie sich nur vorgestellt haben, sich leichter anfühlt. Das ist ein Zeichen, daß der Tonus sich erhöht hat.

Strecken durch Widerstand

Unsere aufrechte Haltung geschieht in ständigem Widerstand zur Schwerkraft, der Anziehungskraft der Erde. Wenn wir uns das einmal bewußtmachen, kann sich unsere gesamte leibseelische Haltung verändern. Selbst im Liegen können wir uns noch gegen den Widerstand des Bodens strecken oder uns in passivem Widerstand von ihm tragen lassen. Die Art und Weise, wie wir uns spielerisch gegen die Schwerkraft behaupten, unsere körperliche Balance suchen, spiegelt sich auch in der geistigen Haltung wider.

Streckreflexübungen: Transport

Am einfachsten können wir das am Streckreflex beobachten, der genauso selbstverständlich funktionieren sollte wie Atmung, Stoffwechsel und Verdauung. Der Streckreflex ist die bewußte Anwendung des proprioceptiven Haltungsreflexes, in der Eutonie nennen wir ihn auch Transport. Die folgenden Grundübungen sollen dies verdeutlichen. Sie gehören nach meiner Erfahrung zu den wichtigsten Übungen der Eutoniearbeit überhaupt. Wenn Sie sich mit dieser Arbeit ernsthaft auseinandersetzen, werden Sie zu diesen Übungen immer wieder zurückkehren und dabei eine Vielfalt von Variationen entdecken.

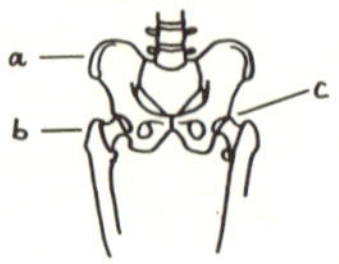

Sie liegen am Rücken, Ihr Kopf in Verlängerung der Wirbelsäule, Ihre Arme seitlich des Körpers. Wo befindet sich Ihr Hüftgelenk? Vergleichen Sie Ihre Vermutung mit den Abbildungen. Oft bekomme ich von meinen Gruppen die Antwort wie auf Abb. a und b. Korrekt ist Abb. c. Benützen Sie die Funktion Ihrer Hüftgelenke richtig?

Legen Sie Ihre Hand in die Leisten und bewegen Sie ein Bein vom Knie ausgehend nach oben und seitlich, so daß Sie die Bewegung im Hüftgelenk spüren. Nachdem Sie Ihre Hüftgelenke erlebt haben, stellen Sie Ihre Füße in Verlängerung des Oberschenkelkopfes nebeneinander auf dem Boden ab. Spüren Sie nun vom Kreuzbein zum Hüftgelenk über Oberschenkel – Knie – Unterschenkel – Fußgelenk und weiter zum Fuß. Wie erleben Sie Ihre Fußsohle den Boden entlang? Die Fußsohle steht lang und flach am Boden, ebenso die Zehen. Werden Sie sich der Länge Ihrer Fußsohlen bewußt. Spüren Sie flach über den Boden, mit Ihren Zehen den Boden entlang, als hätten Sie lange Skier an den Füßen.

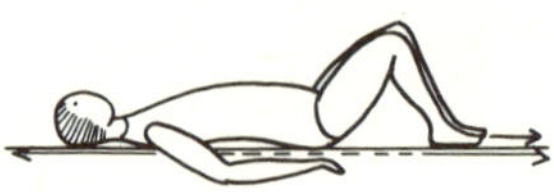

Wenn Sie diese Vorstellung exakt und klar haben, geben Sie in die gedachte Richtung einen Widerstand. Ihre Füße bleiben aber dabei auf der Stelle stehen. Achten Sie darauf, daß Ihre Füße nicht wegrutschen. Legen Sie gegebenenfalls ein Stück Schaumgummi unter. Wie reagiert Ihr Körper auf diesen gezielten Impuls des Widerstandes, der von Ihren Fußsohlen ausgeht?

Probieren Sie mehrmals, ehe Sie weiterlesen. Wie entwickelt sich die Übung bei Ihnen? Wie verändert sie Ihr Gesamtbild? Lesen Sie nicht ab, um es nachzuahmen, sondern erkunden Sie selbst die Gesetzmäßigkeit dieser Übung. Entdecken Sie Widerstände und Blockaden in Ihrer Muskulatur? Wo sind Sie so ver-

spannt, daß der Weitertransport des Impulses, den Sie mit den Fußsohlen geben, gehemmt wird?
Der Impuls, den Sie mit den Fußsohlen in paralleler Richtung über den Boden geben, läuft in umgekehrter Richtung in Ihrer Skelettmuskulatur über die Wirbelsäule weiter bis zum Hinterkopf. Diese reflektorische Wellenbewegung wird in der Eutoniearbeit als *Transport* bezeichnet: Zwei entgegengesetzte Kräfte treten miteinander in Beziehung: die äußere Kraft (Schwerkraft, Boden) und die eigene Kraft der Körpermasse. Transport kommt durch die Übertragung der Kraft zustande, die sich in der ganzen Körpermasse ausbreiten kann.
Anfänglich wird es für Sie schwer sein, die Bewegungsmuskulatur nicht mit anzuspannen. Aber jede Anspannung ist unnötig, ja sogar hindernd für die freie Entfaltung des Streckreflexes. Achten Sie also darauf, daß Sie frei in der Bauchmuskulatur und in der Mundhöhle bleiben! Wesentlich bei dieser Übung ist ferner, daß Sie den Widerstand genau in waagrechter Richtung geben.

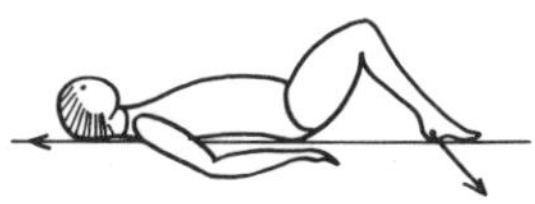

Geben Sie jetzt den Widerstand statt flach über den Boden schräg nach vorn. Ihre Waden sollen dabei 45° im Winkel zum Boden stehen.
Was geschieht jetzt? Probieren Sie es wieder selbst aus, ehe Sie weiterlesen. Ahmen Sie nichts nach. Nehmen Sie sich so lange Zeit zum Üben, bis es Ihr Körper erfahren hat, damit er nicht vom Kopf her bevormundet wird.
Die Reaktion ist, daß Ihr Becken angehoben wird. Ein Wirbel nach dem andern hebt sich vom Boden, bis ein größerer Druck an den Wirbeln zwischen den unteren Schulterblattkanten entsteht. Der Nacken wird gestreckt, und das Kinn zeigt leicht nach unten zum Brustbein.

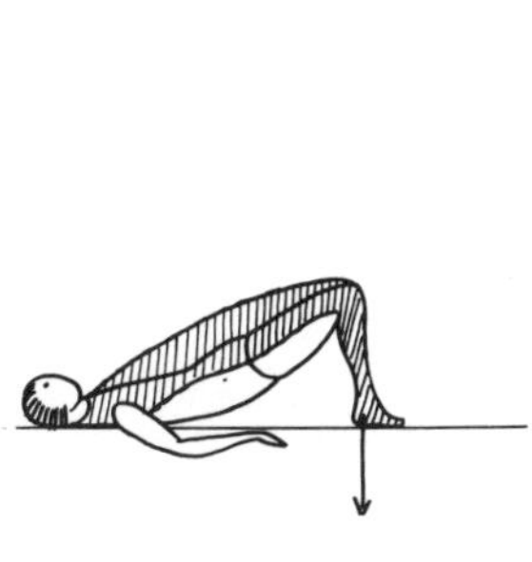

Variieren Sie die Übung, indem Sie jetzt den Widerstand mit Ihren Fußsohlen senkrecht in den Boden hinein geben.

Versuchen Sie es erst wiederum selbst, ehe Sie die Erläuterungen lesen.
Ihr Rücken hebt sich jetzt wie ein Brett vom Boden ab, bis die Belastung auf die Fußsohlen, die Schulterrundungen, Hals und Hinterkopf verteilt ist. Wenn Sie zum Boden zurückgehen, lassen Sie einen Wirbel nach dem anderen zurückkommen.
Diese drei Grundübungen können Sie weiter variieren, um zu jedem einzelnen Wirbel Zugang zu bekommen, indem Sie den Druck Ihrer Fußsohlen in verschiedene Winkelrichtungen verändern.
Diese Übungen haben folgende Wirkungen:

1. Belebung des Streckreflexes,
2. Belebung der Wirbelsäule und der Bandscheiben, die sich dadurch regenerieren.

Die Übungen sind daher sehr hilfreich bei Bandscheiben- und anderen Rückenschäden und eine gute Möglichkeit, Korrekturen eines Defektes zu erreichen. Werden diese Übungen korrekt ausgeführt, sind sie auch ohne jede Gefahr.
Kennen Sie die genaue Lage Ihres Kreuzbeins? Es liegt unterhalb des 5. Lendenwirbels und geht unten in das Steißbein über, rechts und links verbindet es das Darmbein über das Kreuzbein-Darmbeingelenk (Iliosakralgelenk, s. Skelettbild S. 27). Tasten Sie das Kreuzbein ab! Für die bereits beschriebenen wie für die folgenden Übungen ist es wichtig, daß Sie die Lage Ihres Kreuzbeins genau kennen.
Legen Sie sich auf den Rücken, lassen Sie Ihre Knie abgewinkelt und stellen Sie Ihre Fußsohlen auf den Boden. Verlagern Sie das Gewicht Ihres Kreuzes zwischen dem 5. Lendenwirbel und dem Steißbein mit einem leichten Widerstand in den Boden, wobei Sie Ihren Bauch nicht anspannen sollen. Lassen Sie die Bewegung vom Rücken kommen, genauer: von den Muskeln Iliopsoas major und minor (großer und kleiner Rückenstrecker). Achten Sie auf die indirekte Gewichtsverlagerung an den Schultern und an den

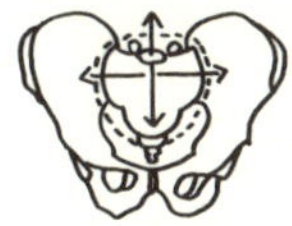

Füßen, wenn Sie Ihr Becken bewegen. Haben Sie vom Kreuzbein den Abstand von oben nach unten gefunden, verlagern Sie das Gewicht Ihres Kreuzes jetzt vom rechten zum linken Iliosakralgelenk. Können Sie die vertikale und horizontale Linie des Kreuzbeins durch den beweglichen Widerstand in den Boden hinein leicht abtasten, verbinden Sie die vier Außenpunkte des Kreuzbeins in einer Kreisbewegung mit der Gewichtsverlagerung. Lassen Sie die Bewegung fließend werden und achten Sie darauf, daß Sie diese Kreisbewegung in beide Richtungen ausführen können.
Durch diese Übung können Sie Verspannungen im Kreuzbein und Nacken lösen, die Durchblutung im Unterleib stimulieren und die Verbindung vom Becken zum Ober- und Unterkörper fördern.
Um Spannungen im Schulterbereich zu lösen, können Sie auch von einer direkten Stelle Ihres Körpers aus einen Widerstand gegen den Boden geben. Sie müssen nur wissen, von woher Sie diesen Widerstand lenken möchten. Wollen Sie sich Ihrer Schultern differenzierter bewußt werden, tasten Sie Ihre Schulterblätter ab, eins nach dem anderen – oder heben Sie einen Arm nach dem anderen in die Luft –, und beobachten Sie dabei die Bewegung des Schulterblattes gegen den Boden. Sie können dabei Ihre Beine aufstellen oder ausstrecken. Wählen Sie die Lage, die für Sie am günstigsten ist! Geben Sie gleichzeitig einen Widerstand von beiden Schulterblättern in den Boden hinein, achten Sie darauf, daß Sie im Bauch frei bleiben, ebenso in den Kiefergelenken und in der Mundhöhle. Durch den Widerstand in den Boden hinein wird der Tonus im ganzen Körper erhöht; der Impuls der Bewegung geht aber von der Stelle des Körpers aus, die Sie bewußt gewählt haben. Probieren Sie aus, ob Sie nur das rechte Schulterblatt mehrmals in den Boden hineindrücken können. Vergleichen Sie beide Schulterblätter! Spüren Sie das aktivierte Schulterblatt intensiver?

Können Sie das linke Schulterblatt auch finden? Wenn Sie beide Schulterblätter gegen den Boden drücken können, erweitern Sie den Übungsablauf, indem Sie abwechselnd das rechte und das linke Schulterblatt in den Boden hineindrücken.

Ist Ihr Kreuzbein und sind Ihre Schulterblätter dabei auch frei?

Lassen Sie jetzt beide Knie nach außen kommen, so daß sich Ihre Fußsohlen gegeneinander schließen. Das Kreuzbein kommt dadurch etwas dichter an den Boden. Achten Sie darauf, daß auch die Seiten Ihrer Oberschenkel gelöst sind. Wiederholen Sie die verschiedenen Gewichtsverlagerungen des Kreuzbeins in dieser Lage!

Legen Sie sich jetzt auf den Bauch und lassen Sie Ihre Arme seitlich unten liegen, Handflächen nach oben, Kopf zur Seite. Achten Sie darauf, wie Sie Ihre Auflagefläche in dieser Lage erleben, beachten Sie auch die passive Dehnung Ihrer Vorderseite. Wie erleben Sie die Streckung im Hals und an der Schulterrundung, an den Schlüsselbeinen und dem Brustbein? Drehen Sie langsam den Kopf zur anderen Seite. Fühlen sich beide Seiten gleich an, oder ist die eine angenehmer als die andere? Wenn ja, schenken Sie der verspannten Seite mehr Zuwendung! Wenn es Ihnen in dieser Lage angenehmer ist, geben Sie einen aktiven Widerstand vom Schambein senkrecht in den Boden hinein. Was geschieht dabei? Bleibt Ihre Gesäßmuskulatur dabei gelöst? Keine aktive Spannung der Rückseite? Die aktive Spannung soll von der Vorderseite ausgehen. Legen Sie Ihren Handrücken auf das Gesäß, um die Tonusregulation beobachten zu können; Sie werden dabei entdecken, daß Ihre Gesäßmuskulatur nicht angespannt wird. Sie werden dabei auch erfahren, daß Sie in einem leichten Bogen über dem Boden liegen. Durch den Widerstand vom Schambein her haben Sie jetzt Ihre Vorderseite aktiviert. Die Linie, die von der unteren Brustbeinspitze bis zum Schambein verläuft,

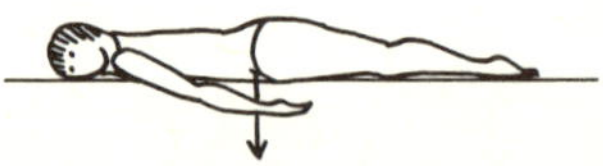

wird die Linie Alba (auch »weiße Linie«) genannt. Durch die Aktivierung dieser Linie haben Sie eine effektive Möglichkeit, Ihre Bauchdecke straff oder elastisch zu erleben.
Geben Sie jetzt einen Widerstand von der gesamten Linie Alba. Haben Sie die vertikale Mitte Ihrer Vorderseite gefunden?
Geben Sie den Widerstand von der rechten Bauchdecke, danach von der linken. Wenn Sie beide Seiten leicht finden können, geben Sie abwechselnd den Widerstand von der rechten und von der linken Seite ab! Zum Abschluß geben Sie nochmals den Widerstand vom Schambein ab! Wie erleben Sie Ihre Reaktion jetzt?
Strecken Sie sich durch, sowohl in Bauchlage als auch in Rückenlage.

Widerstand gegen die Wand

Widerstandsübungen können auch gegen die Wand ausgeführt werden. Die Bewegungsreaktion Ihres Rückens ist dabei abhängig von der Richtung, in der die Füße gegen die Wand drücken.
Sie liegen am Boden, abgewinkelt im Hüftgelenk, und stemmen die Füße gegen die Wand, Knie- und Fußgelenk sind 90° abgewinkelt. Nun geben Sie den Widerstand in Verlängerung Ihrer Waden gerade in die Wand hinein. Reaktion: Ihr Rücken wird nach oben geschoben, und Sie erhalten eine totale Streckung von den Füßen bis zum Hinterkopf.

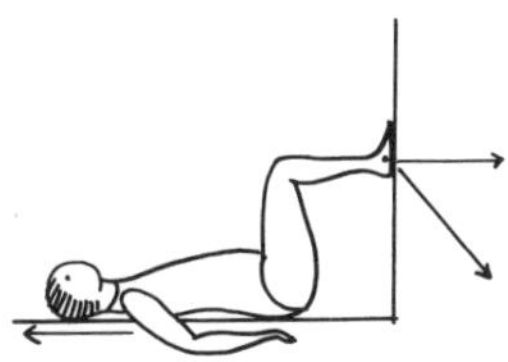

Sie haben dieselbe Ausgangslage, geben aber jetzt mit den Füßen einen Widerstand von 45° nach unten. Reaktion: Das Becken wird hochgeschoben. Ihre Wirbel heben sich einer nach dem anderen vom Boden weg bis zur unteren Schulterblattkante. Sie rutschen nicht weg, auch wenn sich Ihr Körper durch den Widerstand von den Füßen her streckt. Experimentieren Sie auch bei dieser Übung mit verschiedenen Winkelrichtungen. Sie werden auch hier feststellen, daß Ihre Wirbelsäule flexibler und durchlässiger wird.
Stellen Sie sich im Vierfüßlerstand auf, also mit den

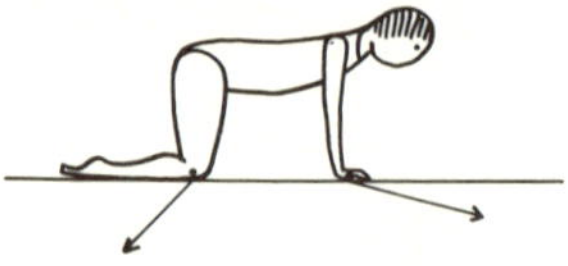

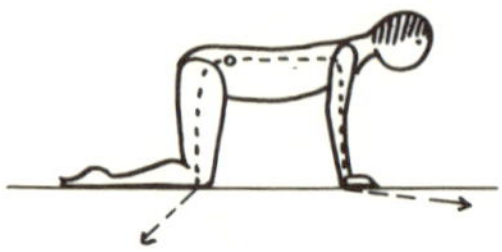

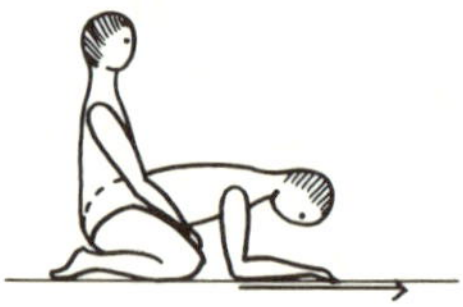

Knien auf den Boden. Auch bei dieser Übung ist es wichtig, den 90°-Winkel zu beachten. Geben Sie gleichzeitig mit den Händen und Knien Widerstand leicht schräg nach vorn bzw. nach hinten, wobei Sie etwas weniger Widerstand mit den Händen als mit den Knien geben sollten. Die Kraftlinien des Widerstandes von den Beinen laufen dabei links und rechts über den Oberschenkelhals, den Oberschenkelkopf und das kleine Becken und treffen sich im fünften Lendenwirbel mit dem Widerstand aus den Händen.

Einige weitere Übungen werden Ihnen zeigen, wie Sie in verschiedenen Situationen bewußt die Kraft vom Becken einsetzen können. Sie knien auf den Fersen sitzend auf dem Boden, beugen die Leisten nach vorn, so daß bei abgewinkelten Ellbogen Ihre Unterarme und Ihre Handflächen den Boden berühren können. Wählen Sie selbst die Richtung Ihres Widerstandes in den Boden. Holen Sie den Impuls für den Widerstand aus Unterarm und Händen. Was geschieht? Wie erleben Sie die Streckung, und wie entfaltet sich die Bewegung? Ändern Sie dann die Richtung des Widerstandes aus Ihren Händen so, daß Sie nacheinander verschiedene Abläufe feststellen können.

Egal, welche Richtung Sie wählen, die Kraft muß immer von den Händen durch die Arme, die Schultergelenke, den Rücken bis zum kleinen Becken, zum 5. Lendenwirbel, den Hüftgelenken und den Knien weitertransportiert werden. Sie können die Übung sogar seitlich mit einem Arm ausführen. Sie werden hoffentlich feststellen, daß der Transport jetzt zwar seitlich, aber über Ihre »Körpermitte« verläuft.

Suchen wir noch ein paar Übungsmöglichkeiten von der Seite. Die Seiten werden viel zu leicht vergessen! Legen Sie sich auf die rechte Seite: Ziehen Sie die Knie hoch und legen Sie die Arme vor den Körper. Spüren Sie den rechten Rollhügel. Wenn Sie nicht sehr gut gepolstert sind, werden Sie ihn sicher ohne Schwierigkeiten wahrnehmen. Wenn es Ihnen zu schmerzhaft

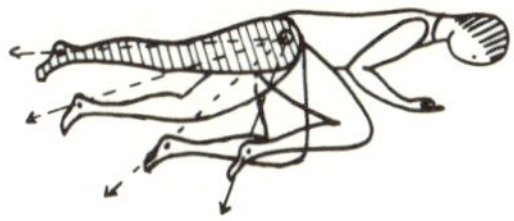

sein sollte, legen Sie als »Ersatzpolster« eine dünne Schaumgummiunterlage unter die Stelle. Haben Sie den Rollhügel bewußt wahrgenommen, geben Sie etwas Druck von dieser Stelle flach über den Boden in Richtung Fersen. Bemühen Sie sich um eine ganz genaue Einstellung, bevor Sie die Bewegung ausführen. Wie immer ist exakte Druckgebung für die Sauberkeit der Bewegung Voraussetzung. Reaktion: Sie werden vom Rollhügel her gestreckt, bis Sie sich in einer geraden Linie befinden. Durch den Kraftwiderstand werden Ihre Arme und Beine sich etwas vom Boden heben wollen. Variieren Sie diese Übung, indem Sie den Widerstand nach vorn flach über den Boden oder nach hinten flach über den Boden richten. Welche Bewegungen werden jetzt ausgelöst?
Bevor Sie die Erklärung lesen, sollten Sie erst Ihre eigenen Erfahrungen machen.
Die Reaktion: Sie werden ausgestreckt auf den Rükken kommen, oder Sie werden ausgestreckt auf den Bauch kommen. Es sind keine einfachen Übungen. Sie werden Zeit brauchen, um sie sanft und bewußt ausführen zu können.
Und jetzt eine Widerstandsübung im Stehen: Stellen Sie sich mit gebeugten Knien und dem Rücken fest gegen eine Wand. Spüren Sie die Berührungspunkte zwischen Ihrem Rücken und der Wand. Spüren Sie auch Ihre Fußsohlen gegen den Boden und geben Sie den ganzen Widerstand in den Boden ab. Dabei sollten Kreuzbein, Beckenkante und Rücken die Berührung mit der Wand beibehalten. Sie werden mit dem Rücken an der Wand entlang nach oben gleiten, bis Sie gerade stehen. Natürlich müssen die Füße nahe genug an der Wand stehen, aber nicht zu nahe. Erleben Sie jetzt Ihr Kreuz intensiver von den Füßen bis zum Kopf?

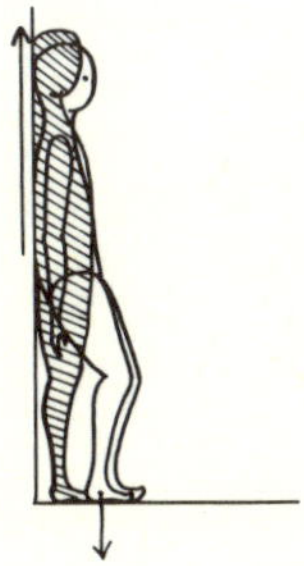

Partnerübungen

Wenn Sie bei diesen Übungen Ihre Mitte gefunden haben, wird es Ihnen sicher Spaß machen, Ihre Kräfte mit jemand anderem auszuprobieren. Es gibt sehr viele Partnerübungen mit Widerstand. Voraussetzung ist allerdings, daß beide Partner Kontakttechnik und Einfühlungsvermögen, die wir in den vorherigen Kapiteln besprochen haben, anwenden können.

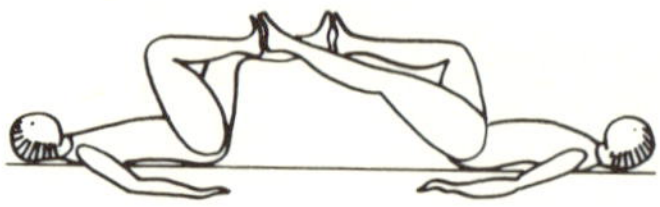

Legen Sie sich einander gegenüber, die Knie 90° abgewinkelt, Fußsohle an Fußsohle, und geben Sie gleich viel Widerstand gegeneinander. Nun gibt der eine mehr Widerstand als der andere. Dadurch werden die Beine des einen Partners abgewinkelt, während die Beine des anderen ausgestreckt werden. So wechselt das Paar den Bewegungsablauf, bis die Bewegung leicht und allein fließt. Verändern Sie die Übung etwas, indem Sie in ein Bein mehr Widerstand geben als in das andere. Das Zusammenspiel wird jetzt etwas schwieriger. Behalten Sie trotzdem die Gleichmäßigkeit der Bewegung bei.

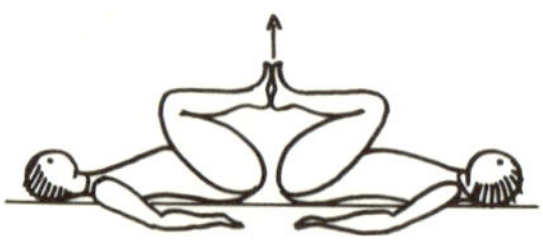

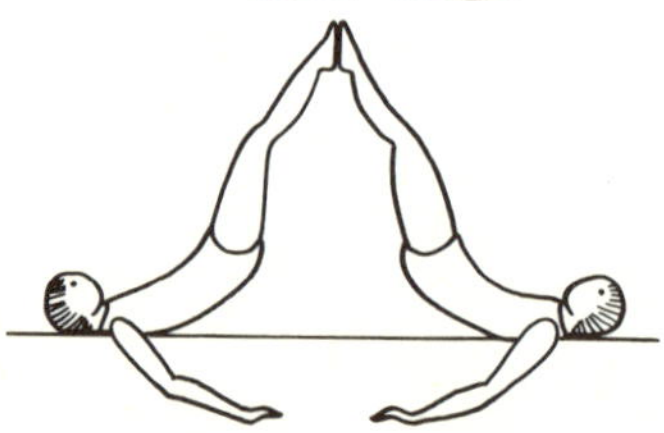

Eine weitere Übung: Beide Partner geben von der Ausgangslage her gleichzeitig Widerstand mit derselben Kraft in Richtung Fußspitzen. Bleiben Sie aber immer mit der ganzen Fußsohle in Kontakt. Sie werden mit dem Becken und der Wirbelsäule hochkommen, bis Ihr Körpergewicht auf den Schultern ruht. Kommen Sie langsam zurück, wobei Sie den Widerstand gegeneinander wieder langsam zurücknehmen.

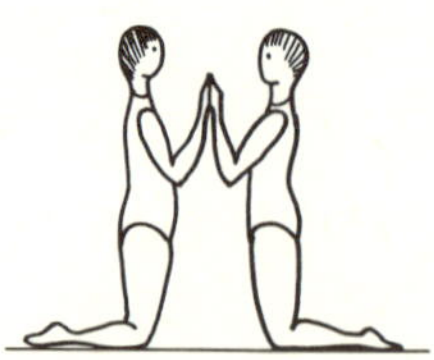

Knien Sie sich jetzt einander gegenüber. Berühren Sie einander mit Ihren Handflächen und fühlen Sie, ob Sie Kontakt zueinander bekommen. Nehmen Sie sich Zeit dazu. Wenn die Empfindung füreinander da ist, fangen Sie an, durch den Widerstand miteinander zu spielen. Ich nenne dies eine Bewegungsimprovisation. Es ist aber mehr als das. Es ist ein gegenseitiges Kennenlernen. Sie erfahren sich selbst und den Partner. Vollziehen Sie das Bewegungsspiel miteinander, ohne zu sprechen. Tauschen Sie nachher Ihre Erfahrungen miteinander aus.

Sie können diese Übung auch im Sitzen, Stehen, Gehen durchführen. Sie können miteinander aufstehen, sich setzen, niederknien. Aber sehen Sie diese Übungen nie als ein »Kräftemessen« an, sondern stets als ein »Aufeinandereingehen«.

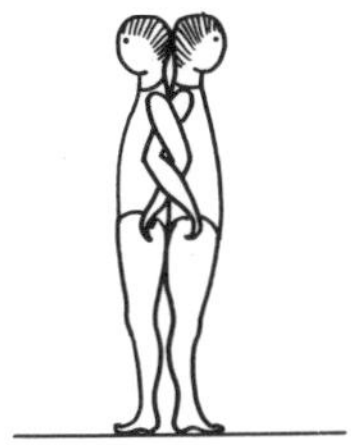

Nun stellen Sie sich Rücken an Rücken mit einem Kontakt von Kreuz zu Kreuz. Bewegen Sie sich zueinander, erobern Sie den Raum zusammen. Wenn einer keinen Widerstand mehr gibt und der andere den Partner tragen möchte, kann einer den anderen mit der Kraft der Mitte hochheben. Zusätzlich kann er den Partner leicht schütteln. Dies setzt aber voraus, daß der Passive wirklich locker läßt und Vertrauen hat, sonst ist er zu schwer, und die Übung hat keinen Sinn. Der Aktive hakt dazu den Passiven ein, so daß dessen Schulterblätter gegen seine eigenen kommen oder etwas höher.

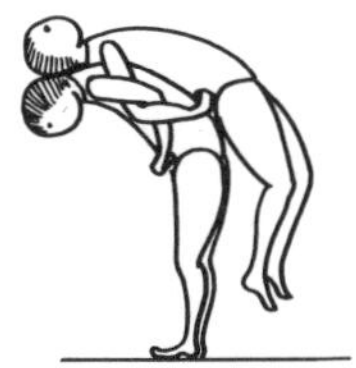

Nachdem Sie beide einander getragen und geschüttelt haben, könnten Sie nochmals die Widerstandsübung Rücken gegen Rücken machen. Wahrscheinlich sind Sie jetzt noch bewußter im Kreuz geworden. Sie können sich mit derselben Einstellung Kopf gegen Kopf oder Schulter gegen Schulter miteinander in Bewegung setzen. Um in Bewegung zu kommen, müssen Sie aufeinander eingehen und abwechselnd mehr oder weniger Kraft geben.

Die Haltung

Die Haltung im Stehen, Gehen und Sitzen können wir nicht von außen mechanisch herstellen. Tun wir es, hält es nicht lange. Gibt uns beispielsweise jemand den Befehl »Sitz gerade«, so reißen wir uns vielleicht zusammen, fallen aber bald wieder in unsere ursprüngliche Haltung zurück. Haben Sie eine schlechte Haltung, müssen Sie den verkürzten oder unharmonischen Spannungszustand in Ihrer Muskulatur auflösen, um Voraussetzungen für eine funktionsgerechte Haltung entwickeln zu können. Die wichtigsten Zusammenhänge möchte ich kurz erläutern.
Eine gute Körperhaltung wirkt sich nicht nur auf den gesamten Organismus, sondern auch auf Ihre seelische Struktur aus. In aufrechter Haltung fühlt man sich anders als in zusammengesackter. Die Haltung enthüllt sowohl den psychischen als auch den physischen Zustand eines Menschen und strahlt auf ihn zurück.
Die Aufrichtereflexe sind abhängig von der Spannungsbalance der Muskulatur und der richtigen Gewichtsverteilung. Wie wichtig die egalisierte Muskulatur ist, habe ich schon erklärt. Richtige Gewichtsverteilung ist die Voraussetzung, daß der Streckreflex uneingeschränkt funktionieren kann.

Stehen

Belasten Sie Ihre Füße gleichmäßig. Die Füße sollten in einem Abstand von ca. 10 cm parallel nebeneinanderstehen. Sie denken vielleicht: Das ist unmöglich, meine Füße zeigen immer nach außen. Sie fühlen sich schief und krumm, wenn Ihre Füße parallel stehen. Dies ist durchaus möglich, sogar sehr zu erwarten, wenn Sie seit Jahrzehnten eine falsche Gewohnheit gepflegt haben.
Warum ist es so wichtig, im Stehen die Füße parallel zu halten? Stehen Sie so, daß Sie ca. 10 cm Zwischen-

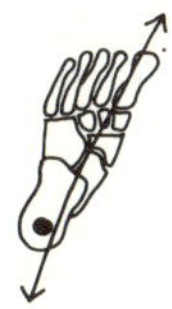

raum haben, und beobachten Sie jetzt, wie Ihr Gewicht auf Ihren Füßen verteilt ist. Es sollte nicht an den Außenkanten lasten. Die Innenseiten Ihrer Füße sollten Sie tragen. Die Belastungslinie verläuft von der Innenseite der großen Zehe bis zur Innenseite des Fersenbeins. Studieren Sie das Fußknochenbild, das den Transport durch das Knochengerüst zeigt. Er verläuft vom Fuß über die Beine hoch hinauf bis zum Oberschenkelhals in die Kugel und Pfanne, das Hüftgelenk also, weiter durch das kleine Becken bis zum fünften Lendenwirbel. Vom fünften Lendenwirbel geht der Transport weiter durch die Wirbelsäule bis zum Atlas, der den Kopf trägt. Sind Schulter- und Brustmuskulatur nicht verspannt, so hängen Ihre Arme jetzt gelöst an der Körperseite entlang der Mittellinie vom Oberschenkel. Wir haben wieder genau dasselbe Prinzip wie bei den Widerstandsübungen (S. 45f.). Stehen ist nichts anderes als dem Boden Widerstand bieten. Studieren Sie das Skelettbild nochmals eindringlich.

Wenn Sie stehend die richtige Haltung erfahren haben, sollten Sie auch die Gewichtsverlagerung kennenlernen: Verlagern Sie Ihr Gewicht etwas auf den Vorderfuß, so biegt sich Ihr Fußgelenk etwas nach vorne. Kommen Sie zur Mitte zurück. Bleiben Sie immer mit dem ganzen Fuß in Berührung mit dem Boden. Versuchen Sie, Ihr Gewicht auf die Fersen oder auch seitlich auf den Fuß zu verlagern. Ihr Körper sollte aber – von Kopf bis Fußgelenk – gerade sein. Vermeiden Sie aber, etwas Falsches einzuüben: Ein Abknicken in der Schulter oder im Kopf zeigt, daß Sie den Transport und die Körpermitte noch nicht ganz erfahren haben. Die Körpermitte erlebt zu haben, ist aber die Voraussetzung für eine freie, gelöste Bewegung. Erst dann können Sie »Gehen« üben.

Gehen

Es gibt drei verschiedene Möglichkeiten zu gehen: Gehen mit *Vorlage,* Gehen mit *Widerstand* und eine

Kombination von beidem. Beim Gehen mit Vorlage stehen Sie ganz gelöst.

Gehen mit Vorlage

Nun verlagern Sie Ihr Gewicht auf einen Fuß, und zwar auf den Vorderfuß. Beachten Sie wieder, daß sich nur Ihr Fußgelenk bewegt. Ihr Körpergewicht wird von diesem Fuß aufgefangen und getragen. Ihr anderes Bein pendelt frei nach vorn. Durch die abwechselnde Gewichtsverlagerung bekommen Sie einen fließenden Gang, der einen minimalen Kraftaufwand erfordert. Die Geschwindigkeit Ihres Ganges hängt davon ab, welchen Winkel Ihr Unterschenkel mit dem Fuß bildet. Diese Art zu gehen, kostet wenig Kraft, denn hier nutzen Sie die Gewichtsverlagerung Ihres Körpers aus.

Gehen mit Widerstand

Beim Gehen mit Widerstand ist die aufrechte Haltung mit durchgehendem Transport wie immer Voraussetzung. Geben Sie mit einem Fuß einen Widerstand leicht schräg nach hinten. Sie werden dann nach vorn geschoben und müssen sich von dem anderen Fuß auffangen lassen. Der Fuß, der frei nach vorn pendelt, begegnet dem Boden mit der Ferse und berührt dann den ganzen Boden. Dann hebt sich die Ferse, die den Boden wegdrückt. Die Streckung wird durch den Widerstand intensiver, und diese Art zu gehen ist aktivierend. Die Kombination dieser beiden Gangarten ist sehr zu empfehlen, da der Gang dabei noch leichter wird. Das Gehen darf mit keinem unnötigen Kraftaufwand verbunden sein, auch dann nicht, wenn Sie zum Laufen übergehen. Beachten Sie, wie bei allen Bewegungen, daß Sie sich nicht unbewußt irgendwo verspannen. Achten Sie z. B. auf Hände, Zunge, Kiefer, Bauch, d. h. auf die Stellen, die Sie häufig anspannen.

Auf Ihren Spaziergängen haben Sie vielleicht Zeit, die verschiedenen Möglichkeiten auszuprobieren. Hier erfahren Sie von sich selbst, wann Sie welche Möglichkeiten am besten anwenden.

Sitzen

Wir verbringen sehr viel Zeit sitzend. Trotzdem gibt es wenig Stühle, die eine richtige Sitzhaltung fördern; auch wenn es heißt, der Stuhl sei »sitzfreundlich«. Der Begriff »sitzfreundlich« ist sehr dehnbar. Vermeiden Sie möglichst Stühle mit Sitzschalen, bei denen man nach hinten durchsackt. *Aber auch auf einem schlechten Stuhl kann man richtig sitzen.* Sie sollten nur Ihre Sitzknochen kennen und wissen, wie Sie darauf sitzen müssen. Das ist die erste und wichtigste Voraussetzung für natürliches Sitzen. Ihr Körpergewicht sollte leicht nach vorn oder auf den Sitzknochen ruhen. Dann hat Ihre Mittelachse nach vorn etwas Spielraum. Das bedeutet: Sie benützen die Beweglichkeit Ihrer Hüftgelenke und fallen nicht mit gekrümmter Wirbelsäule zusammen. Wenn Ihr Körpergewicht auf dem Sitzknochen liegt, können Beckenraum und Leisten offen bleiben. Die Verbindung zwischen Leisten und Becken wird auch nicht eingeengt, und die Blutzirkulation in den Beinen wird nicht beeinträchtigt. Ihre Wirbelsäule kann in ihrer geschwungenen Säulenform aufrecht verbleiben, Ihre Schultern werden frei und locker ohne unnötige Kompensationshaltungen, die Verspannungen erzeugen.

Dadurch wird auch die Blutzufuhr zu Ihren Armen und Beinen erleichtert. Ihr Kopf kann frei vom Atlas getragen werden, da er sich nun in der Verlängerung der Wirbelsäule befindet. Es ist für die gesamte Haltung von Wichtigkeit, daß Sie Ihren Kopf tragen lassen und keine abwehrende Kopfhaltung einnehmen, die den Kopf vom Körper abtrennt. Leider ist dies eine sehr verbreitete Fehlhaltung, die viele Beschwerden hervorruft.

Der englische Schauspieler und Bewegungslehrer Matthias Alexander hat eine Bewegungsmethode von der Kopfhaltung her aufgebaut. Durch falsche Kopfhaltung wird die Wirbelsäule z. B. um 80% mehr belastet, wodurch u. a. nach einigen Jahren Bandscheibenschäden auftreten. Die Blutzufuhr im Kopf, in dem ja ein Großteil unseres leib-seelischen Steuerungszentrums liegt, wird durch falsche Kopfhaltung verringert. Was das bedeutet, liegt auf der Hand. Auch Stimmstörungen können durch falsche Kopfhaltung hervorgerufen werden. Nur bei guter Körperhaltung kann sich die Stimme voll und frei entfalten.

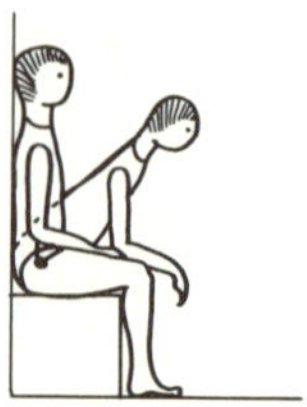

Bis jetzt war nur davon die Rede, wie wichtig es ist, auf den Sitzknochen zu sitzen. Sie sind der »Stuhl«, der Sie nie verläßt, wenn Sie ihn nicht vergessen. Diesen Stuhl können Sie in allen Situationen verwenden, egal, ob Sie am Boden sitzen oder auf einem Stuhl, einer Bank etc. Ihre Füße sollen den Boden fest berühren. Der Winkel zwischen Oberkörper und Oberschenkel sollte 90° betragen, desgleichen zwischen Oberschenkel und Unterschenkel. Bitte beachten Sie die Abbildung. Wenn Sie sich sitzend vorbeugen, sollten Sie stets die Beweglichkeit Ihrer Hüftgelenke benutzen, dadurch erhalten Sie einen freien, offenen Oberkörper von den Hüftgelenken bis zu Schultern und Kopf. Wenn Sie in den Lendenwirbeln abknicken, wird die freie Bewegung des Zwerchfells, also auch die Atmung, behindert. Sitzen Sie lange Zeit hintereinander, z. B. bei einem Konzert, einem Vortrag, in der Schule oder im Büro, und bemerken, daß Sie schon nach kurzer Zeit nach vorn zusammensinken, so sollten Sie Ihren Streckreflex und den Transport durch den Körper aktivieren. Benutzen Sie dazu den Widerstand, indem Sie beide Beine gleichzeitig leicht nach vorn in den Boden hineindrücken. Beobachten Sie, wie der Transport durch Ihre Beine bis zum Sitzknochen läuft und die Gesäßmuskulatur etwas zusammenzieht. Ihre ganze Wirbelsäule wird gestreckt und Ihr Kopf wieder frei getragen.

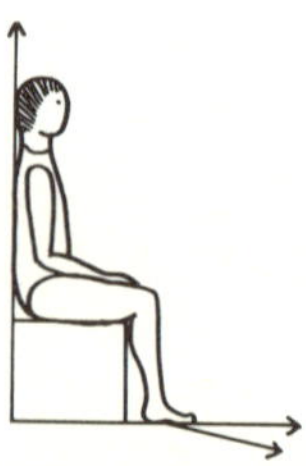

Wenn Sie bei längerem Sitzen gestützt werden möchten, sollte diese Stütze am Kreuzbein und am fünften Lendenwirbel, zwischen oberer Beckenkante und unteren Rippen, anliegen. Das ist Ihre körpereigene Stuhllehne. Sitzen Sie nie hinter Ihren Sitzknochen,

von einer Stuhllehne gestützt, die gegen Ihre Schulter drückt! Sitzen Sie jahrelang so, kann ich Ihnen folgendes versprechen:
Bandscheibenschäden,
schlechte Durchblutung von Händen und Füßen,
eingeschränkte Atmung,
Druck in Bauch und Eingeweiden, der zu Verdauungsstörungen führt,
schlechte Konzentration durch verringerte Durchblutung des Kopfes.
Diese Beispiele sollten genügen, um Sie zu veranlassen, künftig Ihrer Sitzhaltung mehr Beachtung zu schenken.
Möchten Sie vom Sitzen aufstehen, wird der Kraftaufwand geringer sein, wenn Sie mit Ihren Füßen einen Widerstand nach hinten in den Boden hinein geben. Dadurch gleitet Ihr Oberkörper nach vorn und beugt sich in den Leisten. Sie kommen so leichter in den Stand. Sie können, anstatt beide Füße parallel zu halten, beim Aufstehen auch einen Fuß leicht hinter den anderen stellen. Ihre Balancefläche wird dadurch vergrößert, und die Bewegung gleitet mehr. Beim Aufstehen durch Widerstand gegen den Boden werden Sie auch in Bauch und Brustkorb frei bleiben können. Ihre Atmung wird dadurch nicht beeinträchtigt.

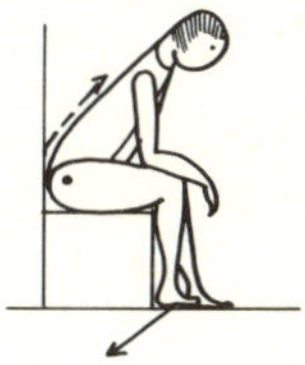

Wenn Sie stehen und sich setzen möchten, verhalten Sie sich umgekehrt. Sie beugen den Oberkörper in den Leisten etwas nach vorn und geben mit den Füßen einen Widerstand leicht schräg nach hinten gegen den Boden. Sie können, falls notwendig, beim Aufstehen wie beim Hinsetzen Ihre Hände als Stütze benutzen.
Mit einer körpergemäßen Haltung beim Stehen, Gehen und Sitzen können Sie viel Energie sparen.

Funktionsbezogene Übungen

Atmung Vielleicht wundern Sie sich, daß die Atmung bisher noch nicht erwähnt wurde. In der Eutonie wird wenig über die Atmung geredet, aber sie ist stets mit einbezogen, was nicht heißt, daß man versuchen sollte, im Rhythmus der Übungen zu atmen. Aber jede Übung hat ihre Wirkung auf die Atmung, kann sie hemmen oder stimulieren. Versuchen Sie Ihre Atmung zu beobachten, nicht zu steuern.

Die Atmung wird indirekt angeregt durch

Sauerstoffmangel,
Bewegungen,
Lösung der verspannten Muskulatur.

Richtige freie Atmung, die sich auf jede Situation einstellt, setzt eine flexible und gelöste Muskulatur voraus: gelöste Brust- und Rippenmuskulatur, elastisches Zwerchfell, Elastizität der Bauch- und Beckenmuskulatur. Dem gelten viele der erwähnten Übungen.

Die wichtigste Art, die Atmung willentlich, aber indirekt zu beeinflussen, ist das Strecken in allen Formen. Besonders zu beachten ist dabei die Dehnung der Finger, der Ferse und der Achillessehne. Beobachten Sie – im Sitzen, Stehen, Liegen, in jeder Lage –, wie eine leichte, aber intensive Streckung von der Ferse her die Atmung stimuliert! Wiederholen Sie dies mehrmals und beobachten Sie Ihre Atmung beim Strecken und Loslassen. Übertragen Sie die gewonnenen Erfahrungen auch auf das Gehen:

Sie sollen vor dem Aufsetzen der Ferse die Achillessehne lockern und immer zuerst mit der Ferse dem Boden begegnen. Dann rollt der Fuß ab mit Widerstand der Fußsohle gegen den Boden.

Ganz allgemein ist zu sagen: je offener und gelöster Sie sich bewegen, um so natürlicher wird auch Ihre Atmung funktionieren. Mit »offen und gelöst« meine

ich: Sich nicht durch Verspannungen einengen lassen. Ein ausgeglichener Muskeltonus, eine offene und gelöste Haltung machen Ihre Atmung voll funktionsfähig, erweitern Ihre Wahrnehmungsfähigkeit und lassen Sie flexibler reagieren.
Vielleicht haben Sie sich selber schon gefragt: Atme ich richtig? Halte ich meinen Atem nicht manchmal an? Warum tue ich das? Angst und Frustration sind wohl die häufigsten Ursachen. Psychologen wie W. Reich, A. Lowen, F. Perls haben sich mit diesen Zusammenhängen intensiv befaßt. Auch durch Übertragung kann unbewußt eine Atemhemmung entstehen: Kinder z. B. übernehmen oft Bewegungen, Gebärden und Atemgepflogenheiten ihrer Bezugsperson. Eine dritte Ursache ist falsche Ernährung. Werden Bauch- und Darmfunktion gestört, wirkt sich dies auf Muskulatur und Atmung aus. Wenn eine Körperfunktion reduziert wird, ist unser Organismus in der Regel so flexibel, daß er in verhältnismäßig kurzer Zeit einen Ausgleich findet. Wird ihm aber zuviel zugemutet, gibt er Signale in Form von Unbehagen oder Schmerzen. Dann sollten wir versuchen zu verstehen, was er uns sagen will. Andernfalls betrügen wir uns selbst und verschwenden unsere Kraft damit, etwas vor uns oder unserer Umwelt zu verbergen. Auch Ängste muß man nicht verstecken, sondern man kann sie genau wie Schmerzen annehmen und verstehen und dadurch Kräfte freisetzen.
Alle Übungen, die zu maximaler Durchblutung führen, lassen auch die Atmung frei schwingen bis in die letzte Zelle hinein. So werden wir auch innerlich frei und begegnen unserer Umwelt gelöst und offen.
Atmung und Haltung sind kaum voneinander zu trennen. Darum gilt alles über die Atmung Gesagte auch für unsere Körperhaltung. Schlechte Haltung und falsche Atmung wirken störend auf die inneren Organe und damit auf Stoffwechsel, Darm- und Drüsenfunktion und Blutkreislauf. Alle Eutonieübungen greifen

in das Zusammenspiel der einzelnen Teile und Funktionen unseres Organismus ein: Nervenpunkte, die bei Akupunktur, Akupressur und in der Neuraltherapie eine Rolle spielen, werden angeregt und dadurch wieder Organe und Funktionen beeinflußt.

Schlafen und Wachen

Wir brauchen den regelmäßigen Rhythmus von Aktivität und Passivität. Für diesen Rhythmus sorgt unser autonomes Nervensystem. Die beiden entgegengesetzt wirkenden Teile des autonomen oder vegetativen Nervensystems sind Sympathikus und Parasympathikus. Erregung des Sympathikus bedeutet erhöhte körperliche Leistungsbereitschaft: der Blutdruck steigt, Herzschlag und Atemrhythmus werden beschleunigt, die Pupillen sind erweitert. Dominiert der Parasympathikus, werden die vom Parasympathikus gesteuerten Muskelbewegungen und die Sekretion der Verdauungsorgane verstärkt, Stuhl- und Harnfunktion gefördert, Herz und Atem dagegen verlangsamt und die Pupillen verengt. Der Sympathikus dient der Leistungssteigerung bei Streß und Notfallsituationen, der Parasympathikus hingegen dem Stoffwechsel und der Regeneration.

Einschlafen

Ist das autonome Nervensystem intakt, funktioniert der Wechsel zwischen Tätig- und Wachsein und Regeneration, Ruhe, Schlafen. Bei Schlaflosigkeit ist diese Balance gestört. Dann sind Übungen sinnvoll, die den Parasympathikus stimulieren.

Eine Basisübung ist die Wahrnehmung der Berührung mit der Unterlage. Bei dieser Übung liegen Sie am besten auf dem Boden oder im Bett. Achten Sie auf eine möglichst harte Unterlage. Eine weiche, federnde Unterlage verleitet nämlich dazu, die Muskulatur anzuspannen. Nur auf einer harten Unterlage können Sie völlig entspannen und sich tragen lassen.

Heben Sie jetzt das rechte Bein 2–3 cm von der Unterlage ab und spüren Sie sein Gewicht. Halten Sie es ein paar Sekunden, bis Sie das Gefühl haben, es wird schwer. Warten Sie ab, bis Ihr Bein so schwer ist, daß Sie es nicht mehr festhalten wollen. Stellen Sie sich vor, Sie hätten keine Kraft, das Bein zurückzulegen, und die einzige Möglichkeit wäre, es fallen zu lassen. Also lassen Sie das Bein fallen und sich nun völlig von der Unterlage tragen. Versuchen Sie das einige Male hintereinander rechts, dann links. Das Bein sollte passiv und weich fallen, ohne daß es aufprallt oder wehtut. Beobachten Sie jedesmal, ob Sie nachgeben oder noch irgend etwas festhalten. Eine Variation: Ziehen Sie das Knie um einige Zentimeter hoch. Die Ferse bleibt dabei in Berührung mit dem Boden. Welche Muskeln arbeiten jetzt für Sie, und wie lassen Sie das Bein über den Boden gleiten? Konzentrieren Sie sich erst auf das rechte Bein. Vergleichen Sie beide Beine! Können Sie einen Unterschied feststellen? Wiederholen Sie die Übung mit dem linken Bein, dann mit beiden Beinen.

Wenn Sie wegen eines Rückenschadens oder einer Schwangerschaft nicht flach auf dem Boden liegen können, setzen Sie sich gegen eine Wand. Sie haben dann die gleiche Ausgangssituation. Das Knie anzuheben und die Ferse dabei am Boden zu lassen, ist weniger anstrengend als die Übung mit gestrecktem Bein.

Eine weitere Möglichkeit: Sie liegen auf dem Boden, die Knie sind abgewinkelt, Sie stützen Ihre Unterschenkel auf ein Bett oder einen Stuhl. Heben Sie nun einen Unterschenkel vom Bett oder Stuhl auf und fragen Sie sich: Wie hebe ich mein Bein und wie lasse ich es wieder zum Stuhl zurückkommen? Sie können jeweils mit einem Bein, oder beiden Beinen zusammen üben.

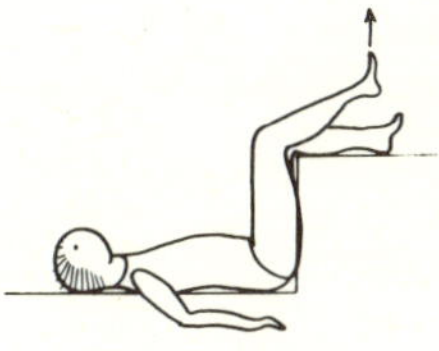

Passivitätsübungen mit Armen und Schultern sind genauso wichtig. Als Einschlafübung würde ich sie allerdings nur mit Beinen und Armen durchführen. Fangen Sie mit einem Unterarm an. Heben Sie ihn aber nicht zu weit von der Unterlage ab. Sehr hoch gehoben,

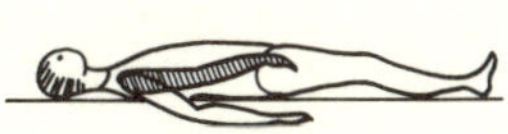

fühlt sich der Arm nicht schwer an, weil die Erdanziehungskraft dann weniger wirkt. Probieren Sie aus, wie die Schwere sich je nach Höhe verändert. Sie können dann auch den anderen Arm nehmen. Es gibt viele Möglichkeiten, die Höhe und die Lage des Armes zu verändern. Sie können den Arm von verschiedenen Höhen und in verschiedenen Stellungen fallen lassen.

Bei normalem Schlaf läßt die Muskelspannung nach: der Tonus sinkt. Auch durch die eben beschriebenen Übungen wird der Tonus gesenkt. Schon das bewußte Spüren des Körpers auf seiner Unterlage senkt den Tonus. Machen Sie sich bewußt: Wie gelöst sind meine Arme, mein Becken, mein Rumpf, meine Beine? Wie gelöst bin ich in meinem Kehlkopf? Wie offen und weit ist meine Mundhöhle?

Das beste »Schlafmittel« sind total entspannte Stimmbänder. Nur erfordert es sehr viel Übung, bis man sie willentlich entspannen kann. Wenn Sie das einmal beherrschen, wirkt es wie Lichtausschalten: Der völlig entspannte Kehlkopf läßt keine Gedanken mehr zu, und Sie schlafen sofort ein.

Vier Vorschläge zum Einschlafen:

1. Passive Beine und Arme,

2. die Schwere des Körpers spüren

3. den Kehlkopf entspannen

4. Kreuzbein und Schädelbasis stimulieren.

Wie schon früher erwähnt, enden am Kreuzbein und Schädelbasisrand Ausläufer des Parasympathikus. Mit Übungen, die diese Körperpartien bearbeiten, haben Sie eine vierte Stimulierung des »Nachtnervs«.

Wach werden

Bei manchen Menschen lautet das Problem umgekehrt: Wie werde ich am Morgen wach und wie kann ich mich tagsüber fit halten, ohne Kaffee oder andere anregende Mittel nehmen zu müssen?

Beginnen Sie den Tag mit Strecken, Rekeln, Dehnen. Wollen Sie den Tag noch weicher beginnen, dann gönnen Sie sich eine Viertelstunde »Bettmeditation«, in-

dem Sie Ihre Zehen- und Fußgelenke bewegen – so, wie es Ihnen Spaß macht.
Wenn Sie dann das Gefühl haben: Jetzt bin ich wach, und nach einem Blick auf die Uhr feststellen, daß Sie noch 10 Minuten liegen bleiben dürfen, dann spüren Sie Ihre Haut. Womit kommt sie in Berührung? Mit der Bettdecke, dem Kopfkissen, dem Bettlaken, dem Nachtgewand? Drehen Sie sich ein bißchen. Wie fühlt sich die Drehung an? Strecken Sie sich intensiv von der Ferse her und versuchen Sie eine Streckimprovisation von einigen Minuten.
Sind Sie immer noch müde, empfehle ich Ihnen Fuß- oder Fingerübungen. Auf diese Weise werden Sie vollkommen wach.
Wollen Sie sich tagsüber erfrischen, so spüren Sie Ihren Körper durch, fühlen Sie Ihre Knochen, Ihren Innenraum, Ihre Haut und strecken Sie sich gut durch.

Sehen

Vieles, was wir erleben, nehmen wir über die Augen wahr. Die Konfrontation mit der Umwelt über die Augen empfinden wir mit den Jahren oft als anstrengend. Das müßte nicht sein, wenn wir unsere Augen anders gebrauchten.
Ein gelöster Körperzustand – ohne Blockierungen, weder vom Körper noch vom Kopf her – schafft auch die Voraussetzung zu einer guten optischen Wahrnehmung. Eine solche gelöste Einstellung von Körper und Geist läßt uns unsere optischen Eindrücke auch intensiver verarbeiten.
Wenn wir etwas ansehen, bewegen sich normalerweise unsere Augen und werden dabei von verschiedenen Punkten sekundenlang festgehalten. Wir starren fast nie über längere Zeit auf einen Punkt. Selbst wenn wir es versuchen, kommt es doch zu sehr kleinen unfreiwilligen Augenbewegungen. Das Abbild auf der Netzhaut wird so durch die Augenbewegungen ständig verändert, und mit jedem »Augenblick« werden andere Zellen gereizt.

Wenn wir diese Beweglichkeit unserer Augen unterstützen und nicht versuchen, sie lange Zeit auf einen Punkt zu fixieren, werden wir unsere Umwelt viel lebendiger und umfassender erleben. Wenn Sie eine Landschaft betrachten oder sich in ein Bild vertiefen, sollten Sie sich das Gefühl des Einströmenlassens vergegenwärtigen: Sie nehmen alles mit Ihren Augen auf, aber nicht als fixiertes Objekt. Halten Sie sich nicht an Ihren Eindrücken fest, lassen Sie sich vielmehr von ihnen durchfluten. Die Eindrücke sollten durch Ihre Augen hindurchfließen wie frische Luft durch ein geöffnetes Fenster und vom Hinterkopf aufgefangen werden. Lassen Sie sie daraufhin wieder dorthin zurückströmen, woher sie kamen. Mit dieser Art zu sehen unterstützen Sie die Beweglichkeit Ihrer Augen so, daß die Augenmuskulatur die Durchblutung der Augen und des Kopfes schneller stimuliert.

Augenübungen

Was können Sie tun, um diese natürliche Art des Sehens zu unterstützen oder sogar zu fördern, wenn Ihre Augen überanstrengt sind durch zu vieles Lesen, durch fixiertes Schauen, z. B. in den Fernseher, oder durch den Besuch einer Gemäldegalerie?

Bei allen Augenübungen sollten Sie auf körperliche Entspannung achten, die zur Belebung Ihrer Augen besonders wichtig ist. Wählen Sie also eine bequeme Haltung, im Sitzen oder Liegen. Legen Sie beide Hände auf die Augen, so daß die Handwurzel jeweils leicht Ihren Augapfel berührt. Spüren Sie das Gewicht Ihrer beiden Hände gegen die Augen, die Berührung Ihrer Hände auf den Augenlidern? Wenn Sie Ihre Augen leicht bewegen, spüren Sie die Bewegung der Augenlider gegen Ihre Hände und umgekehrt. Wie erleben Sie Ihre Hände dabei? Spüren Ihre Augen die Wärme Ihrer Hände? Lassen Sie diese Wärme um Ihre Augen herumfließen. Nehmen Sie den Raum hinter Ihren Augen bis zum Hinterkopf wahr. Lassen Sie die Wärme bis zur Hinterkopfschale strömen und von da weich zu Ihren Händen zurückfließen. Nehmen Sie dann die Hände weg, lassen Sie aber die Augen noch geschlossen. Spüren Sie nach, wie Sie das Licht durch Ihre Augenlider hindurch erleben. Wenn Sie die Augen wieder öffnen, lassen Sie die Eindrücke, die Sie nun wahrnehmen, genauso zurückfließen wie zuvor die Wärme Ihrer beiden Hände. Schließen Sie nach einer Weile die Augen wieder und empfinden Sie, wie die Lider Ihre Augäpfel schützend umschließen.

Eine andere Übung können Sie im Sitzen ausführen. Halten Sie eine Hand an den Hinterkopf, die andere an ein Auge. Machen Sie sich den Zwischenraum zwischen Ihren beiden Händen – vom Hinterkopf bis zum Auge – bewußt und arbeiten Sie so eine Zeitlang nur mit einem Auge. Vergleichen Sie dann die Sehkraft Ihrer beiden Augen. Nehmen Sie einen Bleistift, halten Sie ihn senkrecht vor sich und sehen Sie ihn einige Male von unten nach oben an. Dann richten Sie den Blick auf die gegenüberliegende Wand und lassen ihn mehrmals von unten nach oben über die Wand gleiten. Schauen Sie dann wieder den Bleistift an. Lassen Sie so Ihre Augen wechselweise den Bleistift und die Wand betrachten. Schließen Sie nun die Augen und versuchen Sie dabei, die leichte Berührung der Augenlider gegen die Augäpfel zu spüren. Bleiben Sie aber gelöst und frei hinter den Augen. Blinzeln Sie dann ein wenig und sehen Sie sich im Raum um. Lassen Sie die Eindrücke auf Sie zukommen. Danach schließen Sie die Augen wieder und legen Ihre Hände auf die Augen wie am Anfang der ersten Übung.

Eine weitere Übung mit geschlossenen Augen: Hier handelt es sich darum, Nähe und Ferne wahrzunehmen. Stellen Sie sich in nächster Nähe kleine Kreise vor und denken Sie sich gleichzeitig in weiter, weiter Ferne große Kreise, die Sie abwechselnd betrachten wollen, ohne darauf zu starren. Sehen Sie im Geist einmal auf die Kreise in der Nähe, dann auf die Kreise in der Ferne. Öffnen Sie schließlich die Augen und blinzeln Sie mehrmals, bevor Sie wieder die Gegenstände um sich herum betrachten. Sehen Sie diese Gegenstände aber nicht als Objekte, sondern lassen Sie sie durch sich hindurchfließen, ohne sie festzuhalten. Der bekannte englische Schriftsteller Aldous Huxley, der in jungen Jahren ein schweres Augenleiden erlitt, hat 1942 ein Buch mit dem Titel »The Art of Seeing« (Die Kunst des Sehens) geschrieben, in dem er seine Erfahrungen mit entspanntem Sehen schildert. Er verfuhr dabei nach einer Methode, die der englische Arzt Dr. Bates zur Wiederherstellung verminderter oder vernachlässigter Sehfähigkeit entwickelte und die mit den Erkenntnissen der Eutonie im Einklang steht.

Hören Wie nehmen Sie das auf, was Sie um sich herum hören? Wie erleben Sie Töne, Geräusche? Hören Sie sich verschiedene Geräusche an, nehmen Sie sie in sich auf und spüren Sie nach, wie Sie sie mit Ihren Ohren und Ihrem Körper erleben. Welche Assoziationen und Gedanken rufen sie in Ihnen hervor – gibt es z. B. Stimmen, die Ihnen wohltun und die Sie gerne hören? Die Umgebung mit den Ohren zu erfassen, erfordert dieselbe Einstellung wie die schon beschriebene visuelle Wahrnehmung. Ist Ihr Körper durchlässig und aufnahmebereit, so haben Sie eine bessere Voraussetzung, Ihre Umgebung durch das Gehör differenziert zu erleben. Der Einfluß einer akustischen Wahrnehmung auf Ihren Körper wird nach Inhalt und Differenzierung dadurch eine ganz andere Qualität erhalten. Musik z. B. werden Sie ganz anders aufnehmen, wenn Sie offen und gelöst sind. Sind Sie dagegen mit Problemen belastet, könnte es sein, daß Musik Sie belästigt, die Ihnen sonst wohltut. Alle Geräusche werden auf Sie eine andere Wirkung haben, wenn Sie sie mit vollem Bewußtsein wahrnehmen, als wenn Sie versuchen, sich gegen sie abzuschirmen. Selbst störende Geräusche können Sie so verarbeiten, daß Sie Ihnen nicht schaden, d. h. daß Sie sich nicht gegen ihre Wahrnehmung sträuben und verspannen müssen.

Hörübungen

Legen oder setzen Sie sich bequem hin. Nehmen Sie sich Zeit, sich der Berührung mit der Fläche, die Sie trägt, bewußt zu werden. Denken Sie auch an Ihren Innenraum, der offen und gelöst sein sollte. Nehmen Sie sich für nur 2 Minuten vor, auf alle Geräusche in Ihrer Umgebung zu achten. Am besten wäre es, einen Wecker zu stellen, der nach 2 Minuten klingelt. Wenn die 2 Minuten abgelaufen sind, schreiben Sie auf, was Sie gehört haben, jedes kleinste Geräusch. Sie werden erstaunt sein, wieviel Sie mit den Ohren wahrnehmen, worauf Sie sonst gar nicht achten. Selbst Stille ist voller hörbarer Erlebnisse.
Legen Sie eine Schallplatte mit verschiedenen Tonelementen auf. Bemühen Sie sich, völlig entspannt zu bleiben, und beobachten Sie, wie die Töne auf Sie wirken: beruhigend, aufregend oder einschläfernd. Gibt es Stellen, die Sie intensiver als andere Passagen erleben? Bei solchen kleinen Experimenten können Sie selbst herausfinden, wie Sie auf verschiedene Tonstärken mit Geist und Körper reagieren.
Sind Sie unangenehmen Geräuschen ausgesetzt, so versuchen Sie, Ihre Einstellung zu ändern. Lassen Sie diese Geräusche nicht an sich hängen, halten Sie sie nicht fest und lassen Sie nicht zu, daß sie Verspannungen in Ihnen hervorrufen. Lassen Sie den Lärm durch sich hindurchfließen, so haben Sie die Möglichkeit, irritierende Geräusche unbeteiligt zu bewältigen. Diese Übung ist natürlich leichter vorgeschlagen als durchzuführen. Aber durch wiederholtes Üben wird sich Ihre Einstellung so verändern, daß sie Ihnen tagtäglich zur Hilfe werden kann.
Es gibt sehr viele Übungswege zum natürlichen Hören wie zum natürlichen Sehen. Die hier aufgeführten Vorschläge sollen nur eine Anregung sein, auch eigene Möglichkeiten zu finden.

Kontrollstellungen

Sie haben sich nun mit allen Übungsbereichen, mit den Grundübungen der Eutonie und vielen Variationsmöglichkeiten vertraut gemacht. Sie wissen, worauf es ankommt. Jetzt möchte ich Sie mit Kontrollstellungen bekanntmachen, mit deren Hilfe Sie erkennen können, welche Fortschritte Sie gemacht haben und woran es noch fehlt. Zu den einzelnen Kontrollstellungen nenne ich Hilfsübungen, um es Ihnen zu erleichtern, selbst Übungsabläufe zusammenzustellen. Es gibt auch hier unendlich viele Variationsmöglichkeiten. Ich halte es für sehr wichtig, daß jeder Übende schließlich in der Lage ist, zu entscheiden, was er für sich selbst tun kann oder muß.
Dazu möchte ich Gerda Alexander aus ihrem Buch »Eutonie« zitieren:
»Die Kontrollstellungen ermöglichen uns, festzustellen, ob unsere Muskeln und Bänder ihre optimale Länge und Elastizität besitzen. Beide sind notwendig für die uneingeschränkte Beweglichkeit unserer Gelenke und für freie, unbeschwerte Haltung und Bewegung. Sind diese Voraussetzungen erfüllt, können sowohl Kinder wie Erwachsene aller Altersstufen diese Stellungen ohne Schwierigkeiten einnehmen.
Sind die Muskeln jedoch durch anhaltende psychische oder physische Belastung verkürzt und unelastisch geworden, werden die Stellungen unbequem, schmerzhaft oder überhaupt unausführbar. Um die normale Elastizität und Muskellänge wiederherzustellen, wird die Berührungs- und Kontakttechnik, eine grundlegende Disziplin der Eutonieschulung, angewandt. Sie harmonisiert den Tonus, die Atmung, die Blut- und Lymphzirkulation und die gesamten Stoffwechselvorgänge. Dadurch verschwinden Ablagerungen in Muskeln und Bändern ohne aktive Atem- oder Bewegungsübungen.

Mit Hilfe der hier angeführten Stellungen kann man jederzeit ohne Hilfe Fehlspannungen feststellen, bevor sie zu Störungen im Organismus führen.
Die Kontrollstellungen werden auch im weiteren Verlauf der Eutonieschulung angewandt, indem die jeweils erreichte Stufe der Bewußtseinserweiterung auf den Körperinnenraum (mit Zirkulation, Knochenbau und den inneren Organen) und auf den Kontakt mit der Umwelt einbezogen wird. Außerdem können die einzelnen Übungen als Bewegungsfolge miteinander verbunden werden.«

Kontrollstellung 1 und 2

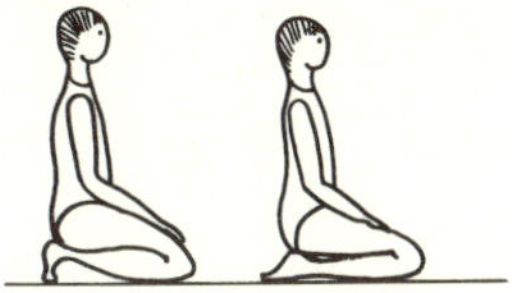

1. Fersensitz (Füße parallel), alle Zehen eingebeugt, auch die kleinen Zehen.
2. Dasselbe mit gestrecktem Fußgelenk.
Kontrolle: Beweglichkeit der Zehen und Fußgelenke.
Fangen Sie erst mit der Kontrollstellung an und werden Sie sich bewußt, welche Schwierigkeiten Sie haben; wahrscheinlich in den Zehen- und Fußgelenken, vielleicht auch in den Oberschenkeln.

Hilfsübungen

Stützen Sie sich auf Hände und Knie, wobei Ihre Unterschenkel flach mit dem Boden in Berührung kommen sollten, beugen Sie Ihre Zehen nicht ein. Schütteln Sie dann Ihre Fersen. Danach setzen Sie sich mit gestreckten Beinen und fangen Sie an, mit den Zehen zu spielen:
Spreizen Sie Ihre Zehen zu einem großen Fächer; der Zwischenraum zwischen Ihren Zehen soll so groß wie möglich werden. Es sollte aussehen, als hätten Sie »Struwwelpeterzehen«!
Können Sie große und kleine Zehen einzeln bewegen? Lassen Sie einmal die großen Zehen nach oben kommen und gleichzeitig die kleinen nach unten. Bewegen Sie alle Zehen abwechselnd nach oben und unten.
Setzen Sie sich mit angezogenen Knien, Füße und Zehen berühren den Boden, und ziehen Sie Zehenspitzen und Fersen zusammen wie eine Raupe, die sich

vorwärts bewegt. Wie fühlt sich die Unterlage dabei an, wie begegnen Sie dem Boden? Strecken Sie Füße und Beine wieder aus. Schütteln Sie Ihre Fersen, immer noch vom Boden gestützt.
Bleiben Sie mit ausgestreckten Beinen sitzen. Konzentrieren Sie sich jetzt auf Ihre Fußgelenke. Läßt sich der Fuß durch und durch schütteln? Bewegen Sie Ihre Zehen sanft, so als möchten Sie den Raum ertasten. Gleichzeitig spüren Sie nach, wie die Bewegung in Ihren Fußgelenken abläuft.

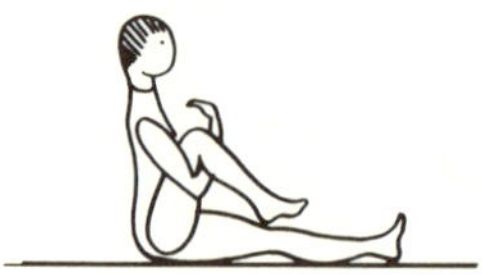

Nehmen Sie einen Fuß und halten Sie Ihre Hände um das Fußgelenk. Spüren Sie mit Ihrer Hand. Durch die Berührung Hand-Fuß können Sie den Bewegungsablauf intensiver erfahren. Schütteln Sie den Fuß, mit dem Sie gerade geübt haben. Geht es leichter? Noch nicht? Ziehen Sie dann das Knie hoch, nehmen Sie einen Arm unter das Bein, so daß der Unterschenkel frei hängen kann. Schütteln Sie sich von der Ferse. Haben Sie Schwierigkeiten, dann schütteln Sie selbst den Fuß mit der freien Hand. Wiederholen Sie das mehrmals, um sich Ihrer Ferse bewußt zu werden.
Stellen Sie sich jetzt auf und legen Sie 3 dünne Bambusstäbe mit ca. 2 cm Zwischenraum parallel zum Fuß unter eine Sohle. Fangen Sie am besten rechts an. Spüren Sie nach, wie Sie Ihre beiden Füße erleben: den rechten auf den Bambusstäben, den linken ohne. Empfinden Sie die Stäbe als angenehm oder verursachen sie Schmerzen? Spüren Sie, wie weit die Stäbe auseinanderliegen? Spüren Sie Knochen und Muskulatur durch die Stäbe?
Lassen Sie jetzt den rechten Fuß abrollen, so daß sich Ferse und Fußsohle langsam von den Stäben lösen. Wie hebt sich der Fuß von den Stäben ab? Erleben Sie die Stäbe und den vorderen Fuß jetzt intensiver? Können Sie mit dem Schmerz umgehen? Wiederholen Sie diesen Bewegungsablauf mehrmals, aber lassen Sie sich Zeit. Es sollte sich anfühlen, als wären Sie im Begriff, einen Schritt zu machen, zögerten aber noch bis

zuletzt. Nehmen Sie dann die Stäbe weg und vergleichen Sie beide Füße. Sie können auch einen einzelnen Stab verwenden und ihn quer nehmen. Arbeiten Sie den ganzen Fuß durch, aber nehmen Sie sich besonders viel Zeit für die Zehen. Spielen Sie hier viel mit der Gewichtsverlagerung in alle Richtungen.
Setzen Sie sich wieder und fangen Sie nochmals an, mit Ihren Füßen zu spielen. Wie gelingen Ihnen die Kontrollstellungen jetzt? Geht es leichter?
Konzentrieren Sie sich auf diese Übungen eine ganze Woche lang morgens oder mittags 10 bis 20 Minuten, aber nicht vor dem Einschlafen am Abend. Fußübungen machen wach!
Wenn Sie eine Zeitlang konsequent mit Ihren Füßen und besonders mit den Gelenken üben, ist die Voraussetzung besser, die Beweglichkeit und die Lebendigkeit Ihrer Füße wieder zurückzugewinnen. Achten Sie jeden Tag auf Ihre Wahrnehmungen. Sie können von Tag zu Tag verschieden sein.

Kontrollstellung 3

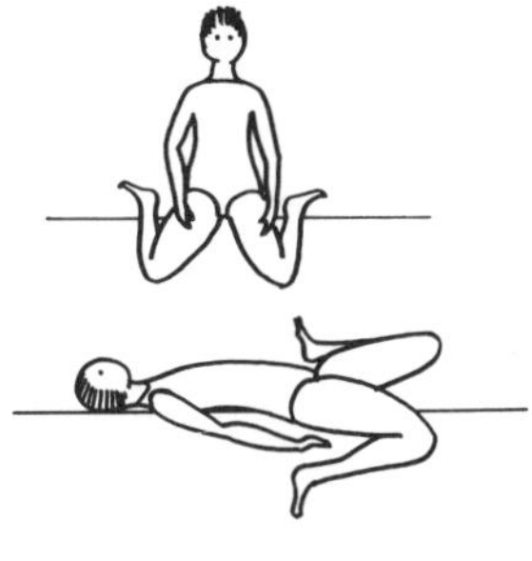

a) Zwischen den Oberschenkeln auf dem Boden sitzen. Knie gespreizt.
b) Dieselbe Ausgangsstellung – im Hüftgelenk vorbeugen, bis der Bauch den Boden berührt.
c) Dieselbe Ausgangsstellung. Langsam das Gewicht nach hinten auf das Kreuzbein verlagern und Wirbel für Wirbel abrollen, bis der Körper von den Knien bis zum Hinterkopf flach am Boden liegt.

Kontrolle: Knie- und Hüftgelenke und Vorderseite der Oberschenkelmuskulatur.
Kinder sitzen oft mit Vorliebe in dieser Stellung. Sie beugen sich nach vorn, zur Seite und nach hinten. Dies sieht leicht und bequem aus.
(Für Erwachsene ist es jedoch meistens nicht mehr bequem.) Aber jeder Mensch hat die Möglichkeit zur Regeneration. Personen, die Knieschäden haben, würde ich allerdings raten, diese Übung *gar nicht zu machen* oder wenn, dann nur *sehr vorsichtig.*

Hilfsübungen

Legen Sie sich auf den Bauch und spüren Sie erst Ihre gesamte Vorderseite. Heben Sie dann einen Unterschenkel hoch und achten Sie darauf, wie der Oberschenkel die Gewichtsverlagerung und die Berührungsveränderung erlebt. Konzentrieren Sie sich erst auf das eine Bein, dann auf das andere und zum Schluß auf beide Beine. Legen Sie sich jetzt eine Handvoll kleiner Holzkugeln oder Kastanien unter den Oberschenkel. Ist das angenehm? Wenn es angenehm geworden ist, können Sie den einen Unterschenkel heben, dann den anderen, zuletzt beide. Wo Sie besonders schmerzhafte Stellen entdecken, bleiben Sie eine Weile. Versuchen Sie, die Verspannung durch Aufmerksamkeit zu lösen. Nehmen Sie die Kugeln weg, wenn sie gerade noch spürbar sind. Wie fühlt sich der Boden jetzt an?

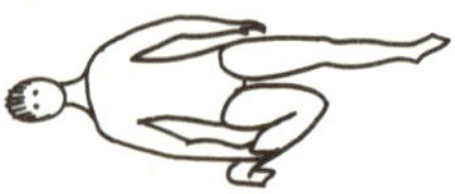

Legen Sie sich nun auf den Rücken. Ziehen Sie ein Knie an, bis die Fußsohle in Berührung mit dem Boden kommt. Lassen Sie das Knie nach innen sinken. Der Unterschenkel gleitet nach außen. Wie weit kommt das Knie zum Boden? Das ist bereits Kontrollstellung c, aber nur mit einem Bein. Es genügt auch für den Anfang völlig. Die Übung finden Sie bereits im Abschnitt über passives Strecken beschrieben (S. 40).

Versuchen Sie, eine Zeitlang in dieser Lage zu verbleiben. Wie Sie die Verspannung lösen können, habe ich schon in den beiden ersten Kapiteln erklärt. Ziehen Sie dann langsam Ihre beiden Knie in Richtung Bauch, gelöst und frei hängend. Schütteln Sie Ihre Fersen leicht durch. Das wird erholsam für Sie sein. Wiederholen Sie die Dehnung des Oberschenkels mehrmals mit demselben Bein.

Vergleichen Sie dann Ihre beiden Beine miteinander, ehe Sie zum anderen Bein übergehen. Können Sie sich an die Streckübung auf Seite 40 erinnern?

Als Abschluß dieses Übungsablaufs ist etwas Bewegung sicher belebend. Zeichnen Sie mit Ihren Knien

frei in den Raum hinaus. Erst mit dem einen, dann mit dem andern. Es soll eine Bewegungsimprovisation sein. Sind Sie dabei frei in Ihrer Mundhöhle und offen im Bauch- und Leistenraum?
Wie sitzen Sie jetzt zwischen Ihren Unterschenkeln?

Kontrollstellung 4

Auf allen vieren. Ein Knie über das andere kreuzen, dann zwischen den Unterschenkeln mit beiden Sitzbeinhöckern auf den Boden kommen.
Kontrolle: Hüft- und Kniegelenke und äußere Seite der Oberschenkelmuskulatur.

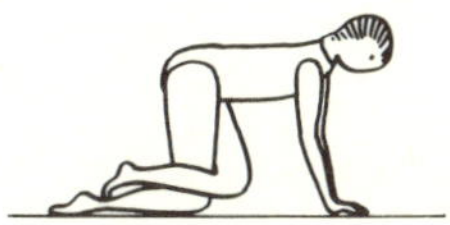

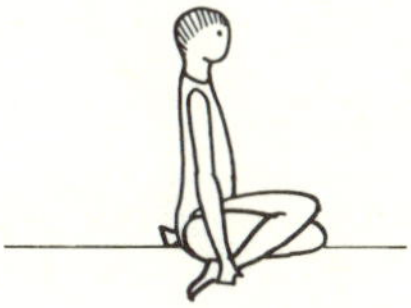

Hilfsübungen

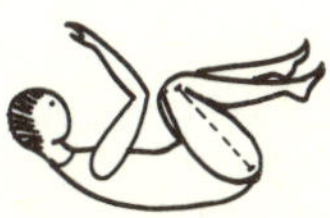

Legen Sie sich auf die Seite und ziehen Sie beide Knie an. Nehmen Sie einen Holzstab von etwa 30 cm Länge und einem Durchmesser von ca. 30 mm. Legen Sie den Stab der Länge nach unter Ihren Oberschenkel, vom Rollhügel bis zum Knie. Versuchen Sie, sich den Zwischenraum zwischen Stab – Oberschenkel, Stab – Knochen, Knochen – Innenseite des anderen Oberschenkels bewußtzumachen. Geben Sie vollkommen nach in der Oberschenkelmuskulatur. Spüren Sie den Stab durch, bis zum Boden? Haben Sie es sich auf dem Stab »gemütlich« machen können? Bewegen Sie sich auf dem Stab etwas vor und zurück. Vergessen Sie aber nicht: Sie sollen kleine, langsame Bewegungen machen, so daß Sie jede kleinste Veränderung bewußt erleben. Nehmen Sie den Stab weg und spüren Sie zuerst den Boden, bevor Sie sich strecken, um anschließend eine ergänzende Übung zu machen:
Sie liegen auf dem Rücken. Ziehen Sie das rechte Knie an und stellen Sie die Fußsohle dicht neben die Außenseite des linken Knies. Lassen Sie jetzt das Knie

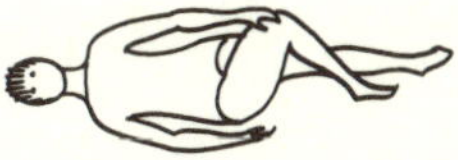

nach links kommen, so weit wie möglich, ohne daß die beiden Schulterblätter den Boden verlassen, und so, daß die Drehung so gering wie möglich ist. Die Dehnung in Gesäß und Oberschenkeln wird dadurch am intensivsten. Sie können auch mit der linken Hand auf das rechte Knie drücken, um die Dehnung noch mehr zu intensivieren. Dann lassen Sie das Knie wieder zurück nach oben kommen. Fassen Sie jetzt mit der linken Hand die rechte Ferse und lassen Sie das Knie etwas nach rechts kommen. Das ist im Hüftgelenk besonders spürbar.
Führen Sie diese beiden Bewegungen mit dem Knie nacheinander in fließendem Ablauf aus. Lassen Sie sich dabei aber sehr viel Zeit. Dann üben Sie mit dem anderen Bein. Nehmen Sie immer die Berührung mit dem Boden, dem Knie und dem Bein wahr. Setzen Sie sich danach nochmals in die Kontrollstellung und spüren Sie beide Beine. Anschließend setzen Sie sich auch gleich zwischen die Oberschenkel (Kontrollstellung 3a). Fällt Ihnen diese Stellung jetzt leichter?

Kontrollstellung 5

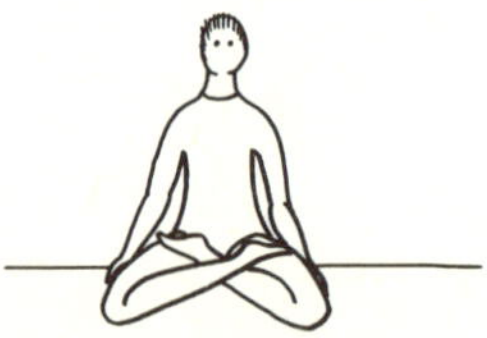

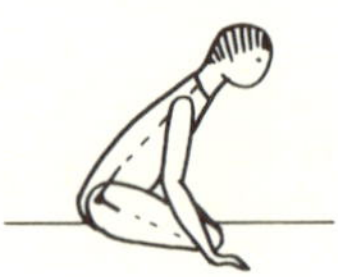

a) Gekreuzte Beine. Rechter Fuß in die linke Leiste, Fußsohle nach oben gewendet, im Hüftgelenk nach vorne beugen.

b) Beide Füße in den Leisten; im Hüftgelenk nach vorne beugen.

Kontrolle: Fuß-, Knie- und Hüftgelenke und die Außenseite der Ober- und Unterschenkel.
Diese Kontrollstellung ist nicht einfach. Wichtig ist, daß Sie dabei sehr behutsam vorgehen. Als Hilfsmittel können Sie ein paar Bücher, ein hartes Kissen oder eine zusammengerollte Decke unter das Gesäß nehmen. Erst wenn Ihnen diese Stellung leichter fällt, können Sie allmählich auf eine Stütze verzichten. Es könnte auch sein, daß Sie diese Kontrollstellung gar nicht ausführen können. Zwingen Sie sich nicht dazu! Widmen Sie sich lieber den Vorübungen. Wollen Sie diese Kontrollstellung aber immer wieder versuchen,

legen Sie sich immer eine Stütze unter das Gesäß. Sie sollten dabei nicht hinter Ihren Sitzknochen sitzen. Lassen Sie sich nicht zu Überforderungen verleiten. Die Kontrollstellungen sind dazu da, daß Sie sich Ihrer Verspannungen bewußt werden, nicht, um neue zu erzeugen.
Die zu Kontrollstellung 4 beschriebenen Übungen gelten auch für diese Kontrollstellung, ebenso die zu Kontrollstellung 6 und 7.
Ich werde deshalb hier keine Übungsvorschläge machen. Sie können sich Ihre eigenen Übungsabläufe zusammenstellen.

Kontrollstellung 6 und 7

6.a) Knie gespreizt. Die Füße hintereinandergelegt, so daß die Ferse vor das andere Fußgelenk kommt.
b) Im Hüftgelenk nach vorn beugen, bis die Stirn den Boden berührt.
Kontrolle: Fuß-, Knie- und Hüftgelenke, Innenseite der Oberschenkelmuskulatur.

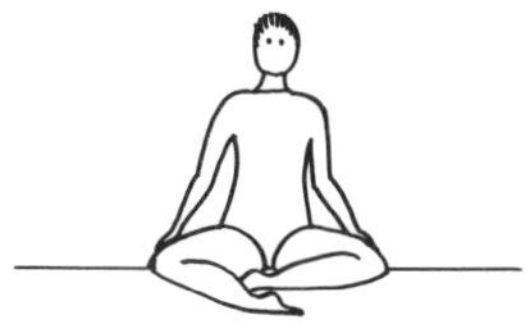

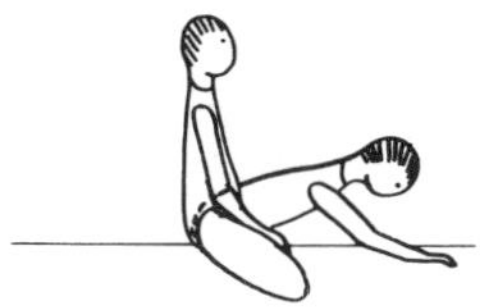

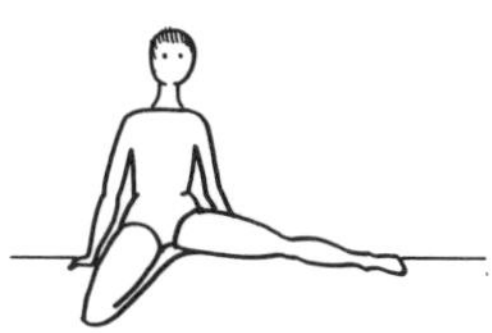

7. Fersensitz
a) Bein im rechten Winkel abgespreizt, langsam zum Bodensitz gleiten.
b) Drehung des Oberkörpers, beugen im Hüftgelenk bis auf das gespreizte Bein.
Kontrolle: Streckung der Innenseite der Oberschenkel.

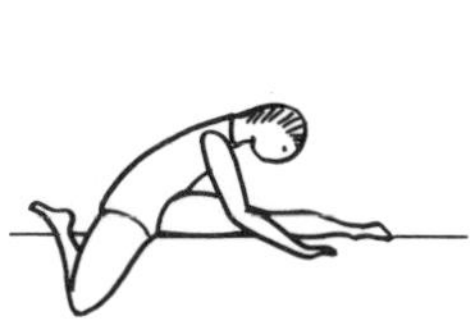

Hilfsübungen

Legen Sie sich auf den Rücken, ziehen Sie ein Knie nach dem anderen an und lassen Sie dann mit aneinandergelegten Fußsohlen jedes Knie nach außen sinken. Es ist eine bekannte Stellung: Kontakt – Raum – Berührung. Geht es von allein? Verursacht diese Lage Schmerzen? Oder ist sie nur unangenehm? Ist dies der Fall, versuchen Sie gegen diese Verspannung eine andere Übung:

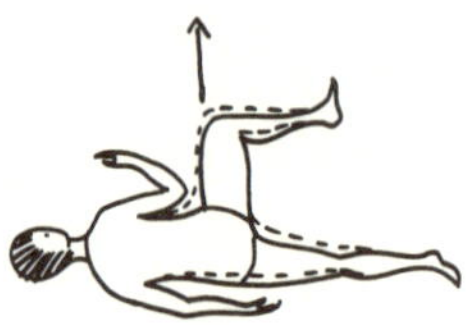

Legen Sie sich auf den Bauch. Drehen Sie den Kopf so, daß das linke Ohr den Boden berührt. Die Arme liegen den Körper entlang, Handfläche nach oben. Ziehen Sie jetzt das rechte Knie hoch, bis der Oberschenkel im rechten Winkel absteht. Tasten Sie mit der rechten Hand ab, wie groß der Abstand zwischen dem Boden und Ihrer Leiste ist.

Spüren Sie die Länge und die Streckung zwischen Innenseite der Leiste und Knie jetzt besonders intensiv? Lassen Sie sich nun, wie von einem unsichtbaren Faden, vom Knie her über den Boden ziehen, bis Sie so flach wie möglich mit dem Boden in Berührung kommen. Dies sollte ohne Zwang, mit klarer, intensiver Konzentration geschehen. Wenn Sie merken, daß die Spannung nicht stark genug ist, lassen Sie Ihr Knie noch weiter nach vorn über den Boden ziehen. Danach strecken Sie das Bein wieder aus und vergleichen beide Seiten miteinander. Spüren Sie keinen Unterschied, wiederholen Sie diese Übung mehrmals mit derselben Seite.

Arbeiten Sie erst dann mit der linken Seite.

Vergessen Sie dabei aber nicht, Ihren Innenraum zu erleben. Wiederholen Sie dann die Übung, mit der Sie angefangen haben:

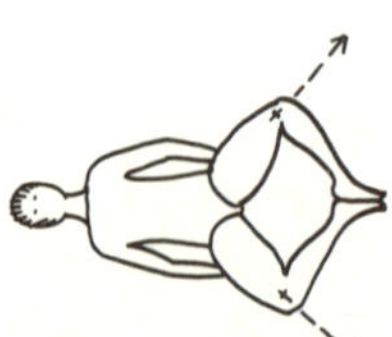

Rückenlage, Knie nach außen, Fußsohlen in Kontakt miteinander. Geht es jetzt etwas besser? Oder ist es immer noch zu anstrengend? Dann üben Sie nur mit einem Bein, während Sie das andere ausgestreckt lassen. Danach versuchen Sie es nochmals mit beiden Beinen.

Zur Dehnung der Innenseiten der Oberschenkel können Sie auch die Beinübung von Seite 39 machen. Wie gelingen die Kontrollstellungen jetzt?

Kontrollstellung 8 und 9

8.a) Sitzen mit aufgestellten Füßen, Kopf auf die Knie sinken lassen, langsam Knie strecken, Kopf bleibt auf den Knien, bis die Kniekehlen die Erde berühren.
b) Dasselbe mit gedrehtem Kopf, so daß der hinter dem rechten Ohr befindliche Knochen auf dem linken Knie liegt und umgekehrt.
Kontrolle: Streckung der gesamten Muskulatur der Rückseite (Nacken bis Ferse) und der seitlichen Halsmuskulatur.

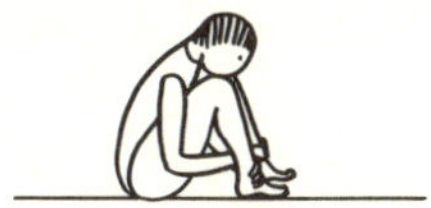

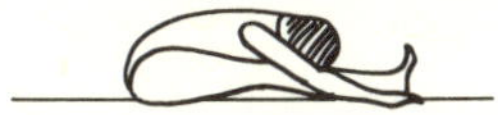

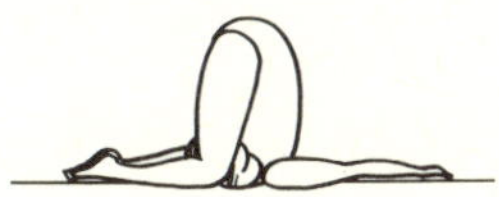

9. Rückenlage, Überschlag und Knie neben die Ohren legen.
Kontrolle: Rücken- und Nackenmuskulatur.

Hilfsübungen

Legen Sie sich auf den Rücken. Nehmen Sie Ihre Auflagefläche in ihrer gesamten Länge wahr, von den Fersen bis zum Hinterkopf. Strecken Sie sich langsam von den Fersen her. Spüren Sie den Impuls von unten nach oben? Ziehen Sie jetzt Ihre Knie an, Fußsohlen bleiben am Boden, und achten Sie darauf, daß Ihre Füße im Abstand Ihrer Hüftgelenke stehen. Geben Sie mit beiden Füßen Widerstand flach über den Boden, wie auf Seite 46 ausführlich beschrieben. Fahren Sie mit der dort beschriebenen Übung fort: Geben Sie Widerstand in einem Winkel von 45° in den Boden. Achten Sie darauf, daß Wirbel für Wirbel zurück zum Boden kommt.
Sie können auch Ihren Rücken mit einem Bambusstab oder kleinen Holzkugeln durcharbeiten. Machen Sie dann wieder die vorgenannten Übungen.
Nun eine Kopfübung: Verwenden Sie dazu eine nicht zu dicke Flasche. Noch besser wäre eine Holzrolle mit Durchmesser von ca. 8–10 cm. Legen Sie sie bei Rükkenlage so unter den Hals, daß Ihre Schädelbasiskante damit in Berührung kommt. Sie können ein Handtuch

unterlegen, dann ist das Berührungserlebnis weniger schroff. Drehen Sie nun Ihren Kopf langsam nach rechts. Entdecken Sie unbehagliche Stellen, die weh tun, verbleiben Sie so und versuchen Sie, diese Verspannungen durch Kontakt und Aufmerksamkeit zu lösen. Schmerzt eine Stelle zu sehr, drehen Sie Ihren Kopf weiter und verbleiben Sie da, wo der Schmerz gerade so stark ist, daß Sie ihn selbst lösen können. Drehen Sie Ihren Kopf, bis Sie zum Ohr kommen. Lassen Sie ihn dann genauso langsam wieder zur Mitte zurückrollen. Diesen Ablauf können Sie noch einmal wiederholen, bevor Sie die linke Seite bearbeiten. Vergleichen Sie aber vorher, ob Sie einen Unterschied zwischen der bearbeiteten und der unbearbeiteten Seite feststellen können. Wenn Sie die linke Seite bearbeitet haben, drehen Sie Ihren Kopf langsam von einem Ohr zum anderen, so daß Sie die ganze Rundung und Breite Ihrer Schädelbasis spüren können.
Sie können die Übung auch gegen den Boden ohne Hilfsmittel ausführen. Wie erleben Sie die Rundung Ihres Hinterkopfes und die Drehung im Hals? Achten Sie besonders auf die seitliche Dehnung, wenn Sie ein Ohr in Berührung mit dem Boden haben. Wie spüren Sie dann die Dehnung auf der Gegenseite?

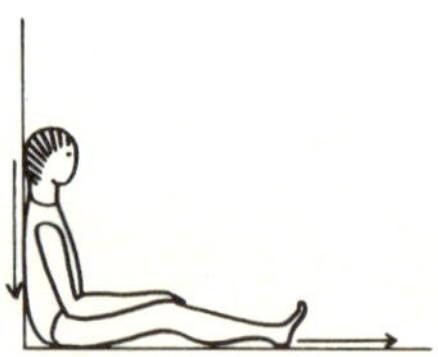

Setzen Sie sich gegen die Wand. Gleiten Sie langsam die Wand entlang nach unten, bis Sie ausgestreckt am Boden liegen und nur der Kopf von der Wand gestützt ist. So erhalten Sie eine maximale Dehnung im Nakken. Verbleiben Sie bei dieser Übung zunächst nicht zu lange in dieser Stellung!

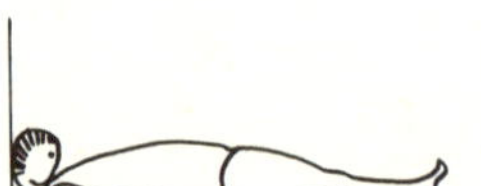

Wenn Sie mit der Übung vertraut geworden sind, können Sie aus dieser Stellung heraus auch Ihre Nase vorsichtig etwas nach links drehen, dann wieder nach rechts. Aber vorsichtig: Die Dehnung im Nacken ist sehr intensiv, und Sie könnten sich verspannen, anstatt Ihre Muskulatur zu lösen. Ja, Sie könnten sich sogar einen Muskelriß zuziehen, wenn die Muskulatur zu unelastisch ist. Achten Sie auch darauf, daß Ihre Beine ausgestreckt sind, die Dehnung im Rücken wird dadurch intensiver.

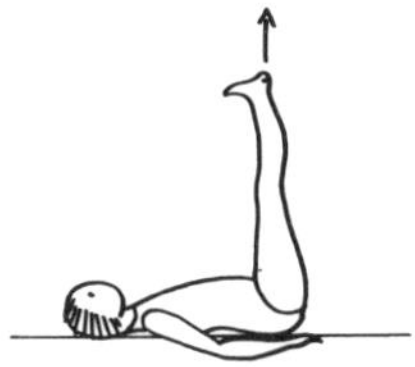

Drehen Sie sich jetzt um und stützen Sie die Beine gegen die Wand. Diese Übung kennen Sie ebenfalls. Sie ist auf Seite 40 bereits beschrieben. Sie können sie natürlich auch ausführen, ohne von der Wand gestützt zu werden. Vergessen Sie dabei aber nicht die Verlängerung zur Decke hin! Dehnung und Durchblutung werden dadurch stärker.
Haben Sie mit der Übung zu große Schwierigkeiten, schlage ich einen sanfteren Weg vor: Sie liegen auf dem Rücken, stützen die linke Fußsohle gegen den Boden und strecken nur das rechte Bein hoch. Ziehen Sie danach beide Knie in Richtung Bauch und schütteln Sie die Fersen durch. Konzentrieren Sie sich erst auf das eine Bein, bevor Sie mit dem anderen arbeiten. Schwieriger wird diese Beinübung, wenn Sie ein Bein ausgestreckt auf dem Boden liegen lassen und das andere kerzengerade gegen die Decke zeigt. Achten Sie auf eine gelöste Mundhöhle, auch Bauch- und Brustraum sollen frei sein.
Probieren Sie die beiden Kontrollstellungen nochmals, ob sie jetzt für Sie leichter sind.

Kontrollstellung 10

Rückenlage
a) Hände hinter dem Kopf gefaltet, Knie gebeugt, Fußsohlen am Boden.
b) Beide Knie fallen zur linken Seite, dann das rechte Knie über das linke auf den Boden legen, ohne daß die Schultern sich vom Boden abheben.

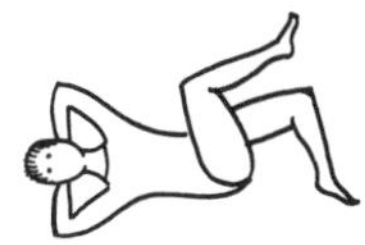

Kontrolle: Wirbelsäule, Hüftmuskulatur, Schultergürtel und Armmuskulatur.

Hilfsübungen

Bevor Sie mit dieser Übung anfangen, können Sie Ihren Rücken mit verschiedenen sanften Rückenübungen vorbereiten. Kleine Holzkugeln oder Kastanien eignen sich besonders gut, um Durchblutung und Beweglichkeit der Rückenmuskulatur zu verbessern.
Legen Sie sich flach auf den Boden. Achten Sie auf

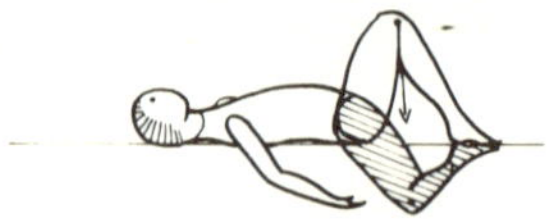

Ihre Auflagefläche und ihre Veränderung, während Sie erst das eine Knie und dann das andere hochziehen. Zeigen beide Knie zur Decke, lassen Sie sie langsam nach links in Richtung Boden gleiten. Spüren Sie die Veränderung der Auflagefläche? Die linke Seite hat jetzt Berührung mit dem Boden bekommen, die rechte Seite wird gedehnt. Lassen Sie sich aber viel Zeit. Sie können so jede kleinste Veränderung intensiv miterleben.

Lassen Sie das Gewicht Ihrer Beine wirken. Beide Beine sollten ohne Gewalt bis zum Boden kommen und die Schulterblätter dabei am Boden verbleiben. Verharren Sie in dieser Lage aber nicht länger, als Sie gelöst und locker sind. Strecken Sie sich jetzt langsam von Ihren Fersen. Sie gleiten den Boden entlang, bis Sie wieder ausgestreckt auf dem Rücken liegen. Falten Sie beide Hände unter dem Hinterkopf und führen Sie dieselbe Übung noch einmal genauso aus. Erleben Sie die Dehnung der Seite und der Wirbelsäule jetzt etwas stärker? Kommen Ihre Knie jetzt nicht so leicht bis zum Boden? Vergessen Sie nicht, daß Ihre Fersen den Boden entlanggleiten sollen. Achten Sie auf die Bewegung der Wirbelsäule.

Kommen Sie in die Ausgangslage zurück. Die Übung verändert sich jetzt nur darin, daß Sie das rechte Knie über das linke schlagen. Lassen Sie wieder Ihre Knie langsam nach links kommen. Jetzt liegen Sie wieder in der Kontrollstellung. Ist es für Sie nun angenehmer oder haben Sie noch größere Schwierigkeiten?

Kontrollstellung 11

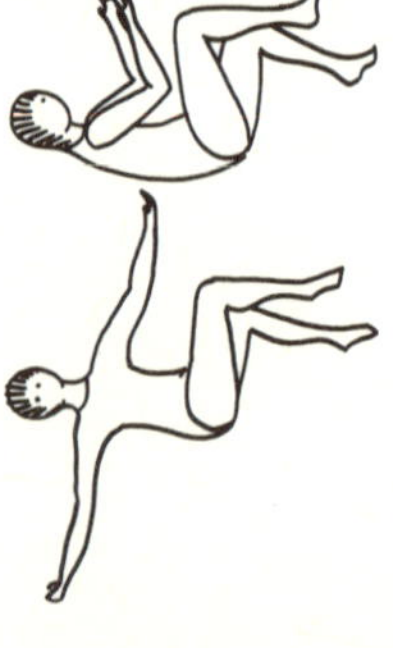

Seitenlage, beide Knie am Boden fixiert, Oberkörper dreht sich zur entgegengesetzten Seite, bis Schulter und Arm (diagonal) die Erde berühren.

Kontrolle: Hüftmuskulatur, Schultergürtel und Armmuskulatur. Beweglichkeit der Lenden, Brustwirbelsäule, Becken und Oberschenkelmuskulatur.

Hilfsübungen

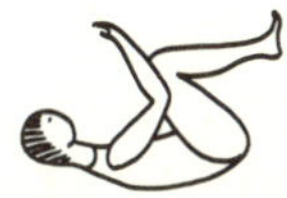

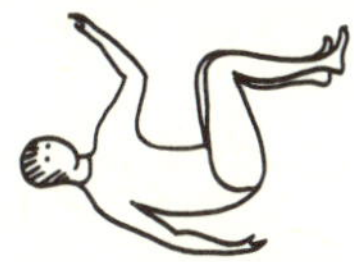

Legen Sie sich auf eine Seite und ziehen Sie beide Knie an. Beide Arme liegen vor dem Körper. Achten Sie darauf, daß Ihr Kopf gelöst und für Sie angenehm auf dem Boden liegt. Lassen Sie jetzt den freien Arm langsam, immer in Berührung mit dem Körper, nach hinten über den Rumpf gleiten. Wie erleben Sie die Rundung Ihrer freien Seite: die ganze Länge vom Oberarm und der Achselhöhle bis zu Hand, Hüfte und Oberschenkel. Lassen Sie den Arm weiter nach hinten gleiten, bis er zusammen mit Ihren Schulterblättern und Ihrem Rücken in Berührung mit dem Boden kommt. Die Knie sollten den Boden dabei nicht verlassen. Drehen Sie Ihren Kopf zur Seite und beobachten Sie, wie weit der Arm nach hinten gekommen ist. Verbleiben Sie in dieser Lage und strecken Sie sich dann wieder langsam aus. Wenn Sie auf dem Rücken liegen, strecken Sie sich von Ihren Fersen durch. Als Zwischenübung können Sie sich auch mit aufgestellten Fußsohlen flach über den Boden wegdrücken.
Legen Sie sich nochmals auf dieselbe Seite, aber jetzt mit dem oberen Knie vor dem unteren. Sonst bleibt der Vorgang derselbe. Sagt Ihre Muskulatur nein oder geht es jetzt? Versuchen Sie dann besonders da nachzugeben, wo Sie den Widerstand Ihrer Muskeln entdeckt haben.
Sie können nun noch einmal über die Oberseite zurückgleiten. Achten Sie auf die Drehung der unteren Seite gegen den Boden. Können Sie in Ihren Gelenken dabei frei bleiben? Achten Sie besonders auf Schulter- und Hüftgelenke.
Führen Sie die Übung nochmals aus. Achten Sie auf die Drehung der Schulterblätter. Lassen Sie den Arm von der Hüfte nach oben den Boden entlanggleiten. Geht es oder hebt sich Ihr Arm vom Boden?
Verbleiben Sie in der Lage, wo der Arm sich vom Boden lösen will. Arbeiten Sie mit diesem Muskelwiderstand. Die Vollendung dieser Kontrollstellung haben Sie erreicht, wenn Sie entdecken, daß Ihr Arm ohne

Schmerzen diagonal nach oben kommen kann und beide Schulterblätter flach gegen den Boden liegen können, ohne daß die Knie den Boden verlassen.

Kontrollstellung 12

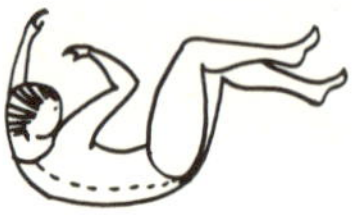

Seitenlage rechts, beide Knie am Boden fixiert. Rechter Arm in Schulterhöhe (90 Grad) vom Körper abgestreckt. Ohne die Armstellung zu verändern, das rechte Ohr vor die rechte Armhöhle auf die Erde legen.

Danach den Kopf, ohne ihn zu heben, vorsichtig am Boden drehen, bis die Nase die Stelle am Boden berührt, wo vorher das rechte Ohr lag.

Langsam in die Ausgangsstellung zurück und dasselbe auf der linken Seite wiederholen.

Hilfsübungen

Nach Überprüfung Ihrer Halsmuskulatur mit Hilfe der Kontrollstellung setzen Sie sich bequem auf einen Stuhl. Wählen Sie diese Haltung, wenn der Fersensitz oder eine andere Bodensitzübung unangenehm für Sie ist.

Spüren Sie Ihren Hals liebevoll abtastend mit Ihren Händen. Wie erleben Sie den Hals und die leichte Berührung mit Ihren Fingerspitzen? Wie fühlen sich Ihre Hände an? Sind sie warm oder kalt? Wie lang und rund erleben Sie Ihren Hals und die Rundung Ihres Hinterkopfes, den Abstand und die Rundung von den Ohren bis zur Schulterrundung? Nehmen Sie jetzt einen dünnen Bambusstab in beide Hände und tasten Sie quer Ihre Halswirbel ab. Bleiben Sie bei jedem Wirbel und erleben Sie, wie der leichte Druck des Stabes durch die Haut und die Muskeln bis zum Knochen spürbar ist. Sie können die Empfindung durch verschieden starken Druck verändern. Verbleiben Sie bei der Stelle, bei der Ihnen ein stärkerer Druck weh tut. Sie können dann die verspannte Muskulatur lösen. Nach Durcharbeitung der Nackenmuskulatur bewegen Sie Ihren Kopf nur minimal und versuchen Sie, die Bewegung der Wirbel dabei zu spüren.

Fühlen Sie nach, ob Ihr Kopf in Verlängerung Ihrer

Wirbelsäule ist. Ist Ihr Nacken so gestreckt, daß Ihr Kinn in Richtung Brustbein zeigt? Zeigen Ihre Ohrläppchen auf die Schultern? Neigen Sie Ihren Kopf zur Seite, so daß das rechte Ohrläppchen auf die rechte Schulter kommt. Verändern Sie aber nicht die Lage Ihrer Schultern, die in einer Linie gerade bleiben sollten. Wie fühlt sich diese Bewegung an? Wie immer ist es äußerst wichtig, in der Mundhöhle, im Rachen und im Schlund gelöst zu bleiben. Nicht einmal die Kiefergelenke dürfen sich bei dieser Kopfhaltung verspannen. Ziehen Sie sich vom Scheitel her zur Mitte zurück. Befindet sich Ihr Kopf wieder in Verlängerung Ihrer Wirbelsäule? Üben Sie dann mit der linken Seite.

Eine andere Kopfhaltung: Schauen Sie mit der Nase soweit irgend möglich über die Schulter. Auch hier ist es wichtig, gerade Schultern beizubehalten und auf einen gestreckten Nacken zu achten. Sehen Sie sich die Zeichnung gut an, damit Sie wissen, was ich meine.

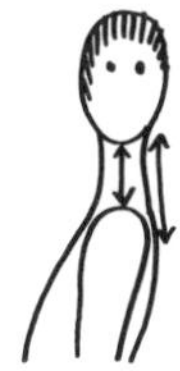

Als Abschluß sollten Sie nochmals die Rundung Ihres Hinterkopfes wahrnehmen, auch dann, wenn Sie Ihre Hände nicht mehr dazu verwenden. Zeichnen Sie vom Hinterkopf hinaus in den Raum. Dabei kann sich der Kopf allein, aber auch mit Ihrem ganzen Körper bewegen. Der Impuls sollte aber immer von Ihrem Hinterkopf ausgehen.

Führen Sie nochmals die Kontrollstellung aus, aber diesmal wie eine Übung: Achten Sie auf die Berührung und die Veränderung Ihrer Auflagefläche bei der Drehung.

1. Wie empfindet Ihr Gesicht die Unterlage bei der Drehung? Lassen Sie Ihr Gesicht jeden Millimeter der Unterlage abtasten. Bleiben Sie in der maximalen Dehnung und lassen Sie sich Zeit. Diese Stellung soll für Sie arbeiten.
2. Es ist sehr wichtig, daß Sie Ihren Innenraum frei und offen spüren können.

   Führen Sie diese Übung zwei- bis dreimal mit derselben Seite durch. Geht es leichter? Arbeiten Sie jetzt auch mit der anderen Seite. Entdecken Sie einen Unterschied zwischen beiden Seiten?

Ich hoffe, daß Sie sich von den Übungsvorschlägen nicht allzusehr einengen lassen und eigene Möglichkeiten für sich selbst finden. Werden Sie selbst kreativ und machen Sie sich bewußt, daß es sehr viele Kombinationsmöglichkeiten der von mir beschriebenen Übungen gibt, die zu einer freien, gelösten Bewegung führen.

Wie setze ich Eutonie ein?

Ein lebenslanger Prozeß

Eutonie ist kein Hausmittel, das man ab und zu einnimmt, wenn man glaubt, es wieder einmal zu brauchen, sondern ein Bewegungsprinzip, das unser Leben mitgestalten kann.
Man braucht Mut und Kraft, auch »wunde Punkte« zu entdecken, dazu zu stehen und sich sagen zu können: So bin ich jetzt. Erst dann hat man die Voraussetzung gewonnen, diesen Zustand zu ändern: Ein lebenslanger Prozeß, eine Entdeckungsreise, die erst mit dem Lebensende abgeschlossen ist. Wer sich stets nur unbewußt seinen Gewohnheiten hingibt, auf Stellungnahme zu sich selbst verzichtet, in dem kommt das Leben zum Stillstand; Versteifungen, ja Verhärtungen treten auf. Kraß ausgedrückt: er lebt nicht mehr frei, er stirbt ab.
Entschlossen, mit mir und meiner Umwelt zu leben, akzeptiere ich, daß ich so bin, wie ich bin, akzeptiere auch meine Umwelt. Aber ich bin nicht selbstzufrieden. Ich möchte an mir arbeiten! Indirekt wirkt sich das auch auf meine Umwelt aus, ob ich will oder nicht. Bin ich frei und gelöst, wird meine Umgebung ebenso antworten, wenn auch nicht immer sofort. Begegne ich meiner Umwelt aufgeschlossen, werden auch meine Mitmenschen den Mut haben, mir offen entgegenzutreten. Indem ich mein Verhalten ändere, kann ich auch meine Umwelt beeinflussen.
Aber nichts geht von selbst, nichts ein für allemal. Was wir als Kind lernen, reicht selten für ein ganzes Leben aus. Das Leben ist vielmehr ein ständiger Erneuerungs- und Lernprozeß. Wer die Fähigkeit dazuzulernen verkümmern läßt, wird lebensunfähig. Ständiges Üben und Wiederholen unter veränderten Bedingungen ist darum wichtig. Erst dann werden wir fähig, die erworbenen Erkenntnisse in unser Alltagsleben einzufügen.

Ein großes Repertoire an Übungen haben Sie kennengelernt. Nun kommt es auf das *richtige* Üben an, damit keine mechanische Gymnastik daraus wird. Dazu ein paar Ratschläge:
Stellen Sie sich auf sich selbst ein! Machen Sie sich bewußt, daß Sie für sich selbst verantwortlich sind! Lernen Sie Ihre eigene Körpersprache wahrzunehmen und zu deuten!

Übungsablauf

Ich empfehle folgenden täglichen Übungsablauf:

1. Anfangsübungen, um Ihren jeweiligen Körperzustand wahrzunehmen.

2. Bearbeitung von entdeckten Verspannungen durch Berührungs-, Kontakt- und Dehnungsübungen.

3. Durchspüren.

4. Verlängerungsübung oder Kontrollstellung. Bei genügend Zeit beides.

Beispiel

1. Legen Sie sich in Rückenlage auf den Boden.

a) Beachten Sie: Wie erleben Sie die Unterlage? Lassen Sie sich von ihr tragen? Halten Sie Ihre Muskulatur noch irgendwo fest? An welchen Stellen können Sie sich nicht lösen? Fangen Sie vorsichtig an, sich zu strecken und zu rekeln. Gehen Sie von der Stelle aus, die sich nicht lösen läßt. Auch das hilft vielleicht nicht sofort. Also Zeit lassen! Achten Sie auf die Veränderung, die durch Ihre Bewegung entsteht. Machen Sie sich bewußt, daß sich Ihre Lage verändert hat!

b) Ziehen Sie langsam ein Knie nach dem anderen hoch, bis beide Fußsohlen auf dem Boden stehen. Geben Sie Widerstand von beiden Fußsohlen flach über den Boden. Sie kennen diese Übung (S. 46). Mit ihr können Sie die *Durchlässigkeit* Ihres Körpers am besten erfahren. Je vertrauter Ihnen diese Übung wird, um so leichter und sicherer können Sie beurteilen, wo Sie sich festhalten und verspannen. Spüren Sie z. B., daß die Streckung nicht durch Ihren Schultergürtel weiterfließen kann, sollten Sie

sich an diesem Tag oder in dieser Woche besonders um Ihren Schultergürtel kümmern.
Noch ehe Sie mit der Bearbeitung der verspannten Stelle beginnen, sollten Sie aber die Flexibilität Ihrer Kreuzgegend prüfen.
c) Sie lassen beide Knie nach außen sinken, die Fußsohlen schließen sich gegeneinander. Spüren Sie die ganze Auflagefläche Ihres Kreuzbeins auf dem Boden? Verlagern Sie das Gewicht Ihres Kreuzes zwischen den fünften Lendenwirbel und Ihr Steißbein, danach vom rechten bis zum linken Iliosakralgelenk (Kreuzbein-Darmbein-Gelenk). Nun kreisen Sie mit dem Kreuz zwei- bis dreimal rechts und links herum. (Diese Übung ist auf S. 48 beschrieben. Wiederholen Sie sie möglichst täglich im Ablauf Ihrer Übungszeit.) Ziehen Sie danach Ihre Knie bis zum Bauch an und schütteln Sie Ihre Fersen gut durch. Ging diese Übung heute leichter?
d) Setzen Sie Ihre Füße auf den Boden und lassen Sie Ihre Beine passiv ausgleiten. Zeichnen Sie nun bei gestreckten Armen mit Ihren Fingerspitzen einen Bogen nach rückwärts in die Luft, bis Ihre Handrücken dem Boden begegnen. Strecken Sie sich dann gleichzeitig mit Fersen und Fingerspitzen weit über den Boden entlang. Lassen Sie los und spüren Sie nach, wie Sie gegen den Boden liegen. Wiederholen Sie den Vorgang mehrmals und strecken Sie sich gut durch! Drehen Sie sich langsam vom Rükken auf den Bauch. Legen Sie Ihre Arme seitlich nach unten, Handflächen nach oben. Achten Sie darauf, daß Ihre gesamte Vorderseite in Berührung mit dem Boden kommt, denken Sie daran, daß Sie vom Kopf bis zum Schultergürtel gestreckt sind. Lassen Sie erst die rechte Kopfseite in Berührung mit dem Boden kommen. Legen Sie, nachdem Sie nachgespürt haben, ob Sie im Brustbein und Schlüsselbein frei sind, Ihren rechten Arm nach

oben in Verlängerung der gesamten Seite. Wie erleben Sie die Dehnung in der Achselhöhle und in der oberen Zwischenrippenmuskulatur, wenn Sie die Fingerspitzen nach vorn über den Boden strekken? Geben Sie wieder nach, strecken Sie sich noch einmal. Wiederholen Sie die Übung sooft Sie wollen. Achten Sie darauf, daß Sie Ihren Innenraum immer offen im ganzen Körper beinhalten können. Legen Sie jetzt den rechten Arm wieder nach unten. Drehen Sie Ihren Kopf nach links und dehnen Sie Ihre linke Seite aktiv und passiv. Jetzt nehmen Sie beide Arme nach vorn und strecken sich gleichzeitig von Ihren Fingerspitzen. Lassen Sie Ihre Arme noch vorn und drehen Sie sich langsam um, bis Sie wieder auf dem Rücken liegen. Wiederholen Sie noch einmal die gleichzeitige Streckung von Ihren Fingerspitzen und Ihren Fersen und strecken Sie sich gut durch.

Hat sich die Auflagefläche gegen den Boden verändert, seit Sie vor einigen Minuten mit dem Üben begonnen haben?

Alle diese Übungen sollten Sie täglich durchführen. Sie sind viel wirkungsvoller als Kniebeugen vor offenem Fenster! Diese Übungen machen Sie lebendig! Führen Sie sie mit voller Aufmerksamkeit aus und erweitern Sie damit Ihr Bewußtsein. Durch Strecken sorgen Sie für bessere Durchblutung, größere Konzentration und bessere Kondition, um Ihr Alltagsleben zu meistern.

2. Wenn Sie genug Zeit haben, suchen Sie sich für den weiteren Übungsablauf Kugeln, Bambusstäbe oder ähnliches aus. Arbeiten Sie verspannte Stellen durch, seien es Schultern, Rumpf oder Kreuzbein. Wählen Sie eine Dehnungsübung für die zu bearbeitenden Stellen. Vergessen Sie nicht, bei der Dehnung gut nachzugeben und sich Ihren Innenraum bewußtzumachen. Bearbeiten Sie z. B. Ihre Rippen mit dem Bambusstab, so nehmen Sie an-

schließend eine Variation zu Kontrollstellung 10 oder 11.

3. Gehen Sie nun in eine bequeme Ausgangslage. Denken Sie Ihren Körper durch. Die verschiedenen Möglichkeiten und ihre Wirkungen sind auf Seite 21 ff. beschrieben.

4. Zeichnen Sie mit dem Impuls von Schulter – Rippen – Knien (je nachdem, welche »Gegend« Sie bearbeitet haben) weit in den Raum hinaus. Bleiben Sie bei diesem »Thema«!

   Strecken Sie sich zum Abschluß nochmals gut durch. Bei intensivem Üben ist eine halbe Stunde schnell vergangen. Es könnte aber auch sein, daß Sie länger als eine halbe Stunde dazu brauchen. Dies wäre ein gutes Zeichen. Gönnen Sie sich ab und zu also auch mehr als eine halbe Stunde!

Literatur

Alexander, G.: Eutonie. Ein Weg der körperlichen Selbsterfahrung, München 1976.
Bahr, F.: Ohr-Akupunktur, Neue Waffe gegen viele Leiden, Zürich 1976.
Brieghel Müller, G.: Eutonie et relaxation, Neuchâtel 1972.
Brooks: Sensory Awareness, New York 1974.
Eccles, John C.: The Human Mystery. Springer Verlag 1979.
Feldenkrais, M.: Bewußtheit durch Bewegung – Der aufrechte Gang, Frankfurt 1968.
Herrigel, E.: Zen in der Kunst des Bogenschießens, Weilheim 1964.
Huxley, A.: Art of Seeing, 1942.
Ingham Eunice D.: Geschichten, die die Füße erzählen können.
Jacobs, D.: Die menschliche Bewegung, Ratingen 1962.
Kahle, W., Leonhardt, H., Platzer, W.: Taschenatlas der Anatomie, Bd. III, Stuttgart 1976.
Leboyer, F.: Der sanfte Weg ins Leben, Geburt ohne Gewalt, München 1974.
MacFadyen, R.: Weg mit der Brille, München 1976.
Montagy, A.: Körperkontakt. Die Bedeutung der Haut für die Entwicklung des Menschen, Stuttgart 1974.
Offosson, D.: Nervensystemets fysiologie, Stockholm 1978.
Ornstein: Die Psychologie des Bewußtseins, Köln 1974.
Rosanes-Berett, M.: Millionen könnten besser sehen, Düsseldorf 1976.
Steves, John O.: Wahrnehmung, Utah USA 1971.
Spradlin W. W., Porterfield P. B.: Human Biosociology. From Cell to Culture. Springer Verlag 1979.

Adressen deutschsprachiger Eutoniepädagoginnen und -pädagogen

Deutschland

Bernadette und Sebastian Betz, Hünenburgstraße 26, 59872 **Meschede**.
Gerda Blabusch, Dorfbrunnen 2, 21369 **Nahrendorf**.
Marion von Blumenthal, Alois-Schnorr-Straße 7, 79219 **Stauffen**.
Manfred Breunig, Baumhofstraße 39, 37520 **Osterode am Harz**.
Susanne Buch, Vorwerk 2, 58256 Ennepetal bzw. Im Langen Bruch 26, 51109 **Köln**.
Gerda Büker, Achterum 2b, 24955 **Harrislee**.
Anne Callsen, Grandweg 126, App. 113, 22529 **Hamburg**.
Ursula Cremer, Bahnhofstraße 33, 38547 **Calberlah**.
Dagmar Delventhal, Brendelweg 227, 27755 **Delmenhorst**.
Johanna Deurer, Im Anger 8, 86157 **Augsburg**.
Thomas Eckmann, Herbisried 9, 87730 **Grönenbach-Allgäu**.
Barbara Franco, Hardtstraße 68, 68766 **Hockenheim**.
Martin Grabensee, Billingshäuser Straße 20, 37120 **Bovenden-Reyershausen**.
Barbara Jungermann-Riggers, Matthesonstraße 12, 20257 **Hamburg**.
Angelika Kessel, Hauptstraße 7, 27308 **Kirchlinteln**.
Mariann Kjellrup, Kaulbachstraße 38a, 80539 **München**.
Nathalie Krämer, Scheibenstraße 83, 48153 **Münster**.

Christa Krawitz, Prinz-Eugen-Straße 13b, 76829 **Landau**.
Christa Kroeber, Im Westerfeld 12, 27283 **Verden-Eitze**.
Johanna Kurland, Grindelallee 148, 20146 **Hamburg**.
Ursula Lemuth, Emilienstraße 9, 70563 **Stuttgart**.
Birgit Mosch, Staufenstraße 24, 83233 **Weisham/Bernau**.
Brigitte Nendel, Leistikowstieg 19, 22607 **Hamburg**.
Dorothea Neugebauer, Helenenstraße 18, 53225 **Bonn**.
Tanja Pelkonen, Milanstraße 85, 30627 **Hannover**.
Rudolf Petersen, Erwinstraße 58, 79102 **Freiburg**.
Silvia Pourtier-Sobottke, Beethovenstraße 41, 45884 **Gelsenkirchen**.
Renate Riese, Kohlhökerstraße 38, 28203 **Bremen**.
Edelgard Rusche, Vorburg, Landstraße 39, 26524 **Lütetsburg**.
Karin Schaefer, c/o Gerda-Alexander-Schule, Philosophenweg 27, 77654 **Offenburg**.
Susanne Schreier, Blumenstraße 9, 72108 **Rottenburg-Wurmlingen**.
Roland Seeser, Stadtparkstraße 28, 91126 **Schwabach**.
Angelika Seiler, Simplicissimusstraße 5, 77704 **Oberkirch**.
Volker Sobottke, Vorwerk 2, 58256 **Ennepetal**.
Erika Spiering, Klein Barnitz Nr. 1, 23858 **Barnitz**.
Karin Tipke, Schwandorfer Straße 1, 93128 **Regenstauf**.

Schweiz

Marianne Combertaldi, Würzenbachmatte 33, 6006 **Luzern**.
Verena Dumermuth, Ober Bendlehn 29, 9042 **Speicher**.
Barbara Egger, Tannebüel, 3638 **Blumenstein**.
Barbara Ocusono, Friedenstraße 12, 8400 **Winterthur**.
Ursula Schmidt, Werdstraße 114, 8004 **Zürich**.
Roswitha Tauber, Nelkenstraße 26, 8006 **Zürich**.
Anita Toh-Bappberger, Martinsgasse 16, 4051 **Basel**.

Niederlande

Rosa Spekman, Mezenpad 118, 7071 **JS Ulft**.

Ausbildung in Eutoniepädagogik und -therapie:

Gerda-Alexander-Schule, Philosophenweg 27, 77654 **Offenburg**.

Lutz Bernau

Heilgymnastik aus dem Reich der Mitte

Das Tao zum Heilen.
2. Auflage. 104 Seiten mit zahlreichen Abbildungen. Pbck.
ISBN 3-431-02553-6.

Thérèse Bertherat

Der Tiger im Versteck

Der Weg zum körperlich-seelischen Gleichgewicht.
208 Seiten mit zahlreichen Fotos (in Zusammenarbeit mit Charles Degot) und Zeichnungen. Pbck.
ISBN 3-431-03150-1.

Die Übungen sind einfach, aber umso überraschender. Der Lohn für die Bemühungen sind eine neue Wahrnehmung des Körpers, die Entwicklung verkümmerter Fähigkeiten, eine neue Beweglichkeit – und das Ende chronischer Rückenschmerzen.

Thérèse Bertherat / Carol Bernstein

Der entspannte Körper

Schlüssel zu Vitalität, Gesundheit und Selbstbestimmung.
3. Auflage. 120 Seiten. Pbck.
ISBN 3-431-02420-3.

Die von der Autorin entwickelten Entspannungsübungen lösen Verkrampfungen und führen zu neuem Selbstbewußtsein und vorher nicht gekannter Vitalität.

Prof. Dr. Hans A. Bloss

Topfit durch Bewegung

Das Balanced-Fitness-Konzept.
Ein BR-Buch.
2. Auflage. 176 Seiten.
ISBN 3-431-03311-3.

Dieses Buch zeigt, wie mit wenig Zeitaufwand auch bei geringer sportlicher Kondition ein motivierendes Fitness- und Bewegungstraining aufgebaut werden kann.

Mariann Kjellrup

Bewußt mit dem Körper leben

Spannungsausgleich durch Eutonie.
7. Auflage. 96 Seiten mit 100 Zeichnungen und einem ärztlichen Beitrag. Pbck.
ISBN 3-431-02145-X.

Eutonie bezeichnet »den Zustand größtmöglicher Ausgeglichenheit, den ein Mensch erreichen kann und in dem er mit sich und seiner Umwelt leben sollte«.

Hiltrud Lodes

Atme richtig

Der Schlüssel zu Gesundheit und Ausgeglichenheit.
4. Auflage. 140 Seiten mit zahlreichen Zeichnungen. Pbck.
ISBN 3-431-02554-4.

Sue Luby

Hatha Yoga

Entspannen, auftanken und damit mehr Selbstvertrauen gewinnen – ohne seinen Tagesablauf ändern und ohne teure Geräte kaufen zu müssen.
3. Auflage. 264 Seiten, mit 500 Abbildungen. Spiralbindung.
ISBN 3-431-02613-3.

Paramhans Swami Maheshwaranda

Yoga für Gelenke

Der Übungsplan gegen Gelenkbeschwerden.
152 Seiten mit zahlreichen Abbildungen. Pbck.
ISBN 3-431-03288-5.

Mit regelmäßigen täglichen Yogaübungen können Gelenkbeschwerden vermieden, vermindert oder sogar beseitigt werden. Jeder – auch der Yoga-Anfänger – findet die geeigneten Übungen für bestimmte Gelenke.

Ratgeber Ehrenwirth